방사선치료학
핵심정리

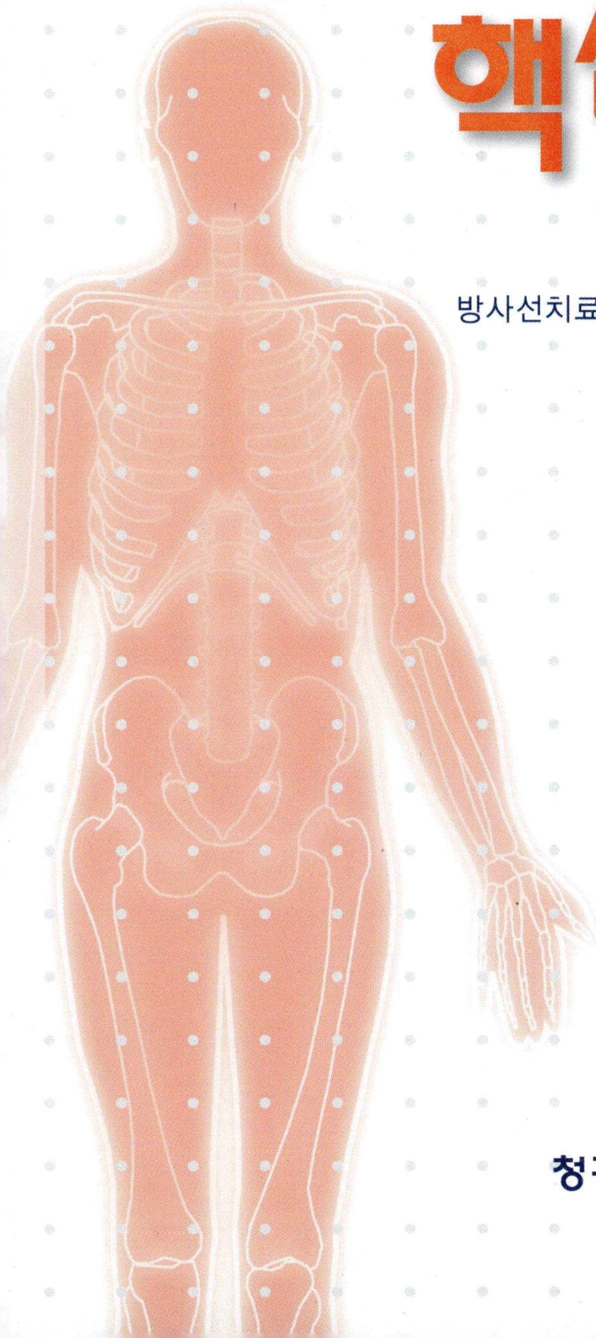

방사선치료학교재편찬위원회

청구문화사

머 리 말

21세기를 맞이하여 고령인구의 비율이 높아짐에 따라 암(cancer)이 흔한 질병으로 등장하게 되었다. 과거 불치병으로 여겨지던 암은 최근 치료기술의 발달과 첨단 장비의 개발로 환자의 생존율이 높아져 가고 있다. 다시 말하면, 의공학 및 의학분야의 컴퓨터과학 기술의 발전과 함께 최첨단 방사선치료 장치와 고정밀도 치료기술의 개발이 이루어 낸 성과이기도 하다.

임상에서 하루가 다르게 발전해가는 방사선 종양치료기술이 학생들에게는 너무나 빠른 변화로 느껴지는 게 당연한 일일 것이고, 때문에 방사선치료학이라는 학문이 학생들에게는 어려운 과목임은 틀림없는 사실이다.

방사선치료학은 학생들에게 통합적 학문이어서 기초과목을 이해하지 못하면 재학 시절에 방사선치료학을 학습하는데 많은 어려움이 존재한다.

대학교육으로 체계적인 이론습득은 가능할 수 있겠지만 임상에서 요구하는 맞춤형 교육 수준에 부합하지 못하는 것도 현실적인 문제일 것이다. 특히, 국가고시 면허시험을 눈앞에 두고 있는 학생들이 많은 고민이 될 수밖에 없다.

이에 저자들은 학생들이 짧은 시간 안에 보다 쉽게 방사선치료학 내용을 정리하고 이해 할 수 있는 방법을 찾던 중 **방사선치료 핵심정리**를 집필하게 되었다.

이 책은 학기 중 학생들이 교재를 공부하고 다시 한 번 중요내용을 정리하면서 키워드를 스스로 찾아 삽입하면서 이해력을 높일 수 있도록 정리하였고, 국가고시 면허시험을 100일 앞에 두고 방사선치료학의 핵심을 요약하는 노트로 활용할 수 있도록 정리를 해 놓았다.

부디 이 작은 책자가 방사선치료학을 공부하면서 이해가 부족하거나 반복해서 공부하는 학생들에게 지침서가 되었으면 한다.

이 책을 집필하면서 방사선치료학이라는 학문이 얼마나 빠른 주기로 새로운 최첨단 치료장치가 소개되고 있는가 하는 것을 절감하게 되었다.

우리 방사선학과 학생들은 이와 같이 생동감 넘치는 최첨단 분야의 학문을 공부한다는 자부심과 자긍심을 갖고 열심히 공부하여 의료분야의 발전에 이바지해주길 간절히 바란다.

여러모로 바쁘신 중에 방대한 내용을 효과적으로 압축해나가는 작업에 동참해주신 여러 교수님들께 감사를 드리며 출판을 맡아 수고하신 청구문화사 이상태 사장님과 편집직원들에게 감사를 드린다.

2017년 8월

저자 일동

목 차

01 CHAPTER 방사선치료의 개념

본 장에서는 암의 특징과 방사선치료의 목적, 방사선치료의 기본개념을 학습하게 된다. 아래와 같은 부분을 잘 정리해 가면 방사선치료학이라는 과목이 그렇게 어렵지 않다.

제 1 장의 Must Have Item

- ☞ 암의 특징을 설명할 수 있다.
- ☞ 암을 종류별로 분류할 수 있다.
- ☞ 방사선치료의 원리를 설명할 수 있다.
- ☞ 방사선치료의 목적을 분류하여 설명할 수 있다.

1. 암세포의 특징

① 무한 ( ) 반복
② 무한 ( )
③ 종양 형성
④ 주위 조직 ( )
⑤ 혈관이나 림프관을 통하여 ( )
⑥ 분화가 도중에 정지 = ( )
⑦ ( )이 비정상적으로 큼
⑧ 세포 표면에 돌기가 많음

2. 종양의 분류

종양(Tumor)	악성종양(malignant tumor)	암(Cancer)
		육종(carcinoma)
	양성종양(benign tumor)	

① ( ) : 상피계 세포로부터 발생(피부, 점막)
② ( ) : 비 상피계 세포로부터 발생(근육, 뼈, 연골)

정답-
세포분열, 증식, 침윤성, 전이, 미분화, 세포핵, 암, 육종

	(　　　　　)	(　　　　　)
① 발육	늦음, 정지	빠름, 연속적
② 피막	형성	피막 없음
③ 발육양상	팽창성	(　　　)
④ 분화도	성숙	미숙
⑤ 전이	없음	있음
⑥ 혈관 침범	없음	있음
⑦ 이형성	적음	많음
⑧ 정상조직의 파괴	없거나 적음	큼
⑨ 종양치료	쉬움	어려움
⑩ 재발	없음	가능
⑪ 생명에 치명적	X	0

정답-
양성종양, 악성종양, 침윤성

Comment

- 암세포의 특징을 살펴보면 어디에선가 본적이 있지 않았나요?

맞습니다. 방사선 생물학에서 세포감수성의 법칙이 있었지요.

바로 '베르고니 트리본듀 법칙'이지요!

즉, '베르고니 트리본듀 법칙'에 따르면 세포분열이 활발하고 증식이 왕성하고, 분화도가 낮은 세포일 수록 감수성이 높다는 것인데, 이러한 법칙을 보니 암세포가 그러한 특징을 가지고 있다는 것입니다.

- 팽창성 발육과 침윤성 발육에 대해 좀 더 알려 주세요

종양조직의 발육방법으로 아래와 같이 정리할 수 있겠네요.

① 팽창성 발육 : 정상조직을 밀어 내면서 발육 · 증식하는 것
(종양의 경계가 뚜렷한 결절)

② 침윤성 발육 : 정상조직을 파고 들어가며 증식하는 것
(경계가 불분명한 부정형 결절)

Comment

그렇다면 암세포가 정상조직에 생기면 정상조직과 다른 대사양상을 보일 수 있는데 어떤 특징을 가지고 있나요?

네, 생리·대사적인 측면에서 종양조직은 정상조직보다

1. 혈류가 충분하지 않습니다(새로운 신생조직이므로 모세혈관이 충분하게 생성되지 못했기 때문).
2. 영양상태가 나쁩니다(혈관이 부족해 영양공급이 전달되지 않아서입니다).
3. 산소가 부족하여 혐기적인 대사를 이루고
4. 젖산이 축적되어 pH가 낮아집니다.
5. 종양 내에 혈관분포가 정상조직과 달라집니다.
6. 산소 공급면에서 무산소세포, 저산소세포, 산소세포로 나뉘어지지요.
7. 괴사층도 생깁니다.
8. 산소, 혈류, 영양상태가 나쁘므로 새롭게 혈관을 만들어내지요.

3. 방사선 치료의 원리

☞ 방사선을 인체에 조사하면, 인체 내에서 물리, 화학, 생물학적 작용이 일어나 화합물의 조성에 변화가 생겨 세포는 기능장해, 증식 저지, 사멸 등이 일어나며 나아가 조직이 파괴됨.

☞ 종양조직과 정상조직의 (   )의 차이를 이용

4. 방사선 치료의 목적

방사선 치료에는 2가지의 목적을 가지고 있음. 이는 치료를 통해서 생존할 수 있다는 것과 생존은 힘들지만 고통을 경감하는 목적으로 나뉨.

이렇게 두 가지 치료의 목적이 있음

이를 (   )와 (   )라고 함

정답-

방사선감수성, 근치조사(치유목적조사), 고식조사(완화조사)

	근치조사(치유목적조사)	고식조사 (대증적 조사)
목 적	완치	증상개선, 통증경감
병 기	비교적 조기	진행성, 말기
선 량	대선량	소선량
부작용	정상조직이 회복가능하면 허용	허용안됨
조사기술	복잡하고 고도의 기술	비교적 단순
감수성	비교적 큼	전이된 말기암으로 무의미
적 용	후두암, 피부암, 자궁경부암 등	뼈전이암, 말기암 등
조사야	小	中, 大

5. 암의 치료방법

암을 치료하는데 있어서 크게 국소적인 치료방법과 전신적인 치료방법이 있습니다.

(　　　)	(　　　)
방사선 요법	항암 화학 요법
수술 요법	면역 요법, 유전자 요법
국소온열 요법	전신온열 요법

정답-

국소요법, 전신요법

Comment

- 방사선치료의 원리에 대해 자세히 설명해 주세요.

방사선이 인체에 조사되면 먼저 인체를 구성하는 원자와 상호작용을 하겠지요. 즉, 여기 및 전리가 일어나지요. 우리는 그것을 물리적인 과정이라고 배웠을 겁니다. 이러한 물리적 과정이 생기고 여기, 전리되어 발생하는 전자가 인체의 70%를 구성하는 물과 상호작용이 생기게 되지요 이 때 수산화라디칼 같은 유리기가 생기게 됩니다. 우리는 그것을 화학적 과정이라고 배웠지요,

한편 DNA 내에는 염기가 수소결합을 하고 있는데 유리기는 수소와 결합력이 강합니다. 따라서 유리기가 DNA와 결합하여 사슬을 끊게 되겠지요. 이를 생물학적 과정이라고 합니다. 이러한 경우를 방사선이 물분자를 통하여 간접적으로 에너지를 조사하게 된다고 해서 간접작용이라고 합니다. 물론 이러한 과정 없이 여기, 전리된 전자가 바로 DNA의 사슬을 끊는 직접작용도 일어나지만 일반적으로 방사선 치료에서 사용하는 고에너지 엑스선은 위와 같은 간접작용으로 세포를 파괴한답니다.

Comment

- 방사선치료의 목적이 2가지로 나누어지는데 외우기가 좀 힘드네요. 이를 쉽게 설명해 주세요.

먼저 근치조사는 치료해서 생존할 수 있기 때문에 비교적 조기에 암을 발견한 경우에 쓰이겠지요. 병기가 초기이기 때문에 종양의 면적도 상대적으로 작으니 조사야도 작을 것이며 암을 죽일 수 있도록 많은 선량을 전달하겠지요.

그리고 큰 선량이 조사되기 때문에 정상조직을 보호하기 위해서 당연히 고도의 조사기술이 필요하겠지요. 예를 들면, 정상조직을 피하면서 종양에만 선택적으로 조사하는 IMRT방식 등의 고정밀도 치료는 완치를 할 수 있다는데 회복가능한 약간의 부작용 정도는 감수 할 수 있겠지요.

memo

02 CHAPTER 방사선치료 생물학

본 장에서는 개별교과목인 방사선생물학 부분에서 암의 치료와 관련이 있는 부분을 집중적으로 알아본다. 방사선생물학이 부족한 학생들은 이장을 통해서 생물학 분야도 실력이 쑥쑥 향상되길 바란다.
이번 장의 중요부분은 다음과 같다.

제 2 장의 Must Have Item

☞ 방사선 감수성을 좌우할 수 있는 7가지 인자에 대해 설명할 수 있다.
☞ 정상조직과 종양조직의 방사선 민감도를 분류할 수 있다.
☞ 방사선 장해를 크게 받는 세포를 분류 할 수 있다.
☞ 치료 가능비를 이해하고 증가시키는 방법을 설명할 수 있다.

1. 방사선 감수성을 변화시킬 수 있는 요인 7가지

① 세포분열주기

(★ 감수성이 높은 시기와 낮은 시기를 분류해야 합니다)

세포분열은 "G_1(합성준비기) → S(DNA합성기) → G_2(분열준비기) → M(분열기)"으로 하나의 주기를 가지고 분열을 함.

· M기, G_2기, G_1말기 → 감수성이 (　　　)

· S기, G_1초기 → 감수성이 (　　　)

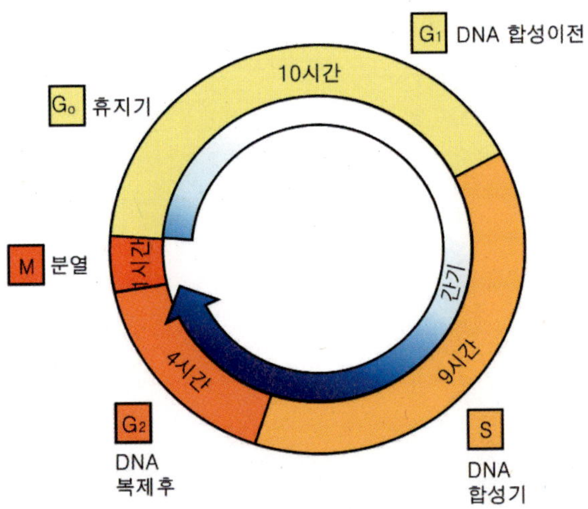

Comment

- 세포주기에 대해 더 알고 싶어요.

세포주기라는 것은 세포가 분열을 하기 위하여 일정한 주기를 가지는 것을 말합니다. 따라서 세포분열을 하는 분열기(M)가 있겠고, 분열을 하지 않는 간기가 있겠지요. 그리고 그 간기라는 시간 속에 분열기의 반대인 합성기(S)가 있을 것입니다. 그렇다면 합성기에서 분열기로 가는 사이를 분열전기(또는 합성후기)라고 해서 G2기라고 하였고, 반대로 분열기에서 합성기로 가는 분열후기(혹은 합성전기)는 G1기라고 하지요.

우리가 1박 2일 여행을 갈 때 준비는 오랜 시간 하지만 여행은 금방 끝나듯이 세포분열도 마찬가지입니다. 가장 짧은 시간이 분열기이지요 그리고 분열을 할 때 분열전기에는 핵막이 사라지고 중기에는 염색체가 적도에 배열을 하게 되지요. 이때, 핵막이 사라진다는 것은 방사선의 입장에서 볼 때 차폐벽이 사라진다고 할 수 있을 것입니다. 따라서 분열기가 가장 짧고, 가장 방사선에 취약한(민감한)시기라고 할 수 있지요. 반면 합성기는 분열기와 반대이기 때문에 가장 방어적(둔감)이지요. 하지만 S기는 열에 약하답니다(온열요법에 적용).

문제의 유형

- 방사선 감수성이 가장 높은 세포주기는?
- 세포 주기 중 가장 짧은 시기는?
- 세포주기의 순서를 차례대로 나열한다면?

정답-

높다, 낮다.

② 선에너지 부여

(★ 선에너지 부여의 뜻, 단위, RBE와 OER의 관계, 고LET와 저LET의 분류에 대해 확실하게 학습하여야 합니다.)

선에너지 부여는 “Linear Energy Transfer”로서 약자로 LET라고 함. 이를 쉽게 풀이해 본다면 “하전입자가 어느 일정한 거리(μm, 단위비적 당)를 이동하면서 에너지(KeV)를 전달하는 것”임.

따라서 단위는 ( )임.

한편, 방사선의 종류에 따라서 LET(주위에 전달하는 에너지의 크기)가 달라지게 되는데 높은 에너지를 주는 방사선을 **고LET 방사선**이라고 하고 상대적으로 낮은 에너지를 주는 방사선을 **저LET 방사선** 이라고 함.

( )	알파선, 중성자선, 양성자선, 핵분열물질 등
( )	엑스선, 감마선, 베타선, 전자선 등

- 주의사항 -

· LET가 높아지면 생물학적 효과도 일반적으로 높아지지만 ( )이상이 되면 오히려 생물학적 효과가 떨어짐. - 이를 ( )효과 라고 함.

· LET가 높은 방사선은 전달하는 에너지만으로도 충분히 생물학적 효과를 나타내기 때문에 세포주기나 산소효과, 희석효과 온도효과에 도움을 받지 않음.

· 세포의 생존율 곡선에서 살펴보면 LET가 높아질수록 생존세포의 경사가 ( )가 되고, 외삽값이 ( )에 가까워지게 되며 어깨부위가 점점 ( ).

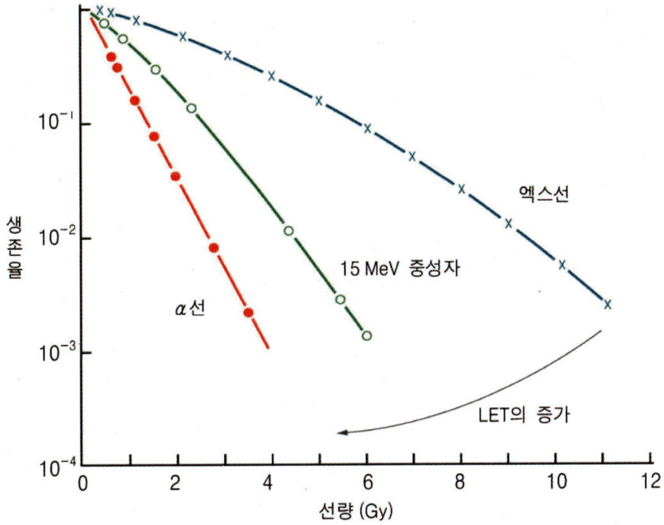

Comment

- 선에너지 부여에 대해 자세히 설명해 주세요.

선에너지 부여는 말 그대로 일정한 거리(단위비적)를 이동해 가면서 주위에 에너지를 전달하는 정도를 말합니다. 이 값이 크면 우리 인체 내의 원자와 분자들과의 이온화가 많이 일어나고 값이 작으면 적게 일어나겠지요. 엑스선이나 감마선은 하전입자가 아니지만 이것이 물질과 상호작용을 하면 전자가 방출되므로 전자선(베타선)과 동일한 LET를 가진다고 취급합니다. 그렇다면 에너지를 많이 준다는 것은 주위 세포의 DNA를 끊는 능력이 높아진다는 얘기이지요, 여기에서 그러한 효과를 상대적 생물학적 효과비(RBE)로 연결해서 설명할 수 있지요.

한편, 100 KeV/μm를 기준으로 RBE가 하락하는 이유는 DNA의 나선간격이 LET가 100일 경우가 가장 효율적으로 생물학적 효과를 일으킬 수 있는 것이고 그 이상이 되면 과잉치사효과(over killing effect)가 나타나게 됩니다. 또한, '산소효과', '온도효과', '희석효과', '세포주기 의존성'과 같은 간접작용과 관련 있는 효과들은 고LET와는 그다지 관계가 있지 않지요, 왜냐하면 그 자체만으로도 세포를 사멸하기 충분한 에너지를 가지고 있기 때문입니다.

문제의 유형

- 방사선의 종류 중 LET값이 다른 하나는?
- LET의 단위로 옳은 것은?
- 선에너지 부여값이 달라짐에 따라 나타나는 세포생존률 곡선의 변화는?

정답-

keV/μm, 고LET, 저LET, 100 keV/μm, 과잉치사, 급경사, 1, 작아짐

i) 상대적 생물학적 효과비(RBE)

(★ RBE의 정의, 기준방사선의 정의, RBE의 변화요인에 대해 확실하게 학습하여야 합니다.)

LET를 설명하면 빠질 수 없는 용어가 몇 개 나오는데 이중 대표적인 것이 바로 **"상대적 생물학적 효과비(RBE)"**!!

RBE는 Relative Biological Effectiveness로 생물학적 효과가 상대적으로 달라진다는 것, 여기서 상대적이라는 말은 기준이 있다는 것임. 즉, RBE에서는 기준이 되는 방사선을 알고 있는 게 중요함.

기준이 되는 방사선은 바로 "(   )의 에너지를 가진 (   )"을 뜻합니다.

비율이기 때문에 아래의 수식으로 정리할 수 있음

$$RBE = \frac{\text{어떤 효과가 일어나는 데 필요한 표준 방사선의 선량}}{\text{같은 효과가 일어나는 데 필요한 방사선의 선량}}$$

이 식에서 분자인 '어떤 효과가 일어나는데 필요한 방사선량'을 우리가 기준 방사선의 선량이라고 함.

이러한 RBE도 몇 가지 요인에 의해 변화 됨

RBE의 변화요인 : (   ), (   ), (   ), (   ),
(   ), (   )

LET와 RBE를 그래프로 표현하면 다음과 같음.

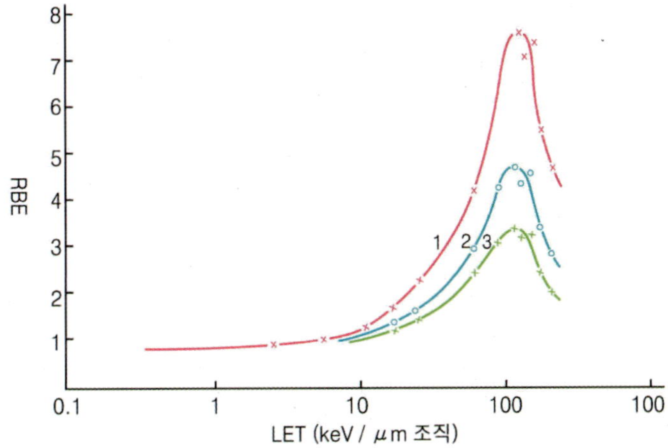

LET에서 설명하였듯이 100 KeV/μm 를 기점으로 RBE가 떨어지고 있으며,
일반적으로 LET가 높으면 RBE가 높다고 표현함.

Comment

- 상대적 생물학적 효과비의 수식에 대해 설명해 주세요

상대적 생물학적 효과비는 "200-250KV 엑스선 혹은 감마선을 기준"으로 하여 "같은 효과를 나타내는데 필요한 선량"으로 정의를 하지요. 예를 들면 어떤 세포의 반치사를 얻는데 200KV 엑스선을 이용하면 2Gy라는 선량이 필요하지만 α선 같은 경우는 0.2Gy보다 못 미치는 선량으로 치사시킬 수 있겠지요. 왜냐하면 LET가 다르기 때문이지요. 따라서, 일반적으로 LET가 높아지면 RBE가 높아진다는 결론이 나오게 되겠지요.

- 상대적 생물학적 효과비의 좌우인자에 대해 설명해 주세요.

선질은 방사선의 에너지를 말합니다. 그 방사선의 종류가 알파선이냐, 베타선이냐에 따라 달라진다는 얘기이지요, 그리고 선량율은 방사선을 조사하는 양과 단위시간에 조사하는 양을 표현하고 있지요, 선량분할 횟수는 총 조사량을 몇 번에 나누어 조사할 것인지를 나타내는 것입니다.

마지막으로 생물계는 그 생물이 포유류인지, 조류인지, 어류인지에 따라 달라진다는 것이고, end point는 방사선 치료할 때 부작용을 얼마까지 허용할 것인지 결정하는 인자랍니다. 건강한 환자는 end point가 높을 것이고, 약한 환자는 낮겠지요.

문제의 유형

- RBE의 기준이 되는 방사선은?
- RBE의 변화요인으로 옳은 것은?
- 상대적 생물학적 효과비와 선에너지 부여의 관계를 올바르게 설명한 것은?

정답- 200~250KV, 광자선(엑스선 혹은 감마선),
선질, 선량, 선량률, 선량분할횟수, 생물계, end point

③ 선량률

(★ 선량률의 정의, 단위, 임계선량률의 정의, 선량률과 세포생존과의 관계에 대해 확실하게 학습하여야 합니다)

· 선량률은 "dose rate"라고 하고 의미는 "단위시간 당 받는 선량"을 의미함. 따라서 단위에는 선량(Gy)이라는 단위와 시간(h)을 조합하여 (   )이라는 단위를 사용함.

· 선량률이 높아진다는 것은 단위시간당 방사선을 받는 정도가 높아지는 것을 의미하므로 감수성이 높아지게 됨, 이를 세포의 생존곡선에 적용한다면 아래와 같은 그림이 됨(즉, 선량률↑ = 감수성↑).

· 동일한 선량을 부여한다고 하더라도

선량률이 작게 되고 조사시간이 길어지면 생물학적 효과는 작아지게 됨.

왜냐하면,

(   )와 (   )이 발생하기 때문

선량률의 변화 양상을 살펴보면 어느 선량률에서 극히 근소하게 변화하는 것만으로도 세포의 증식과 분열에 생물학적 효과에 영향을 크게 주는 지점이 있는데 이를 (   )이라고 함.

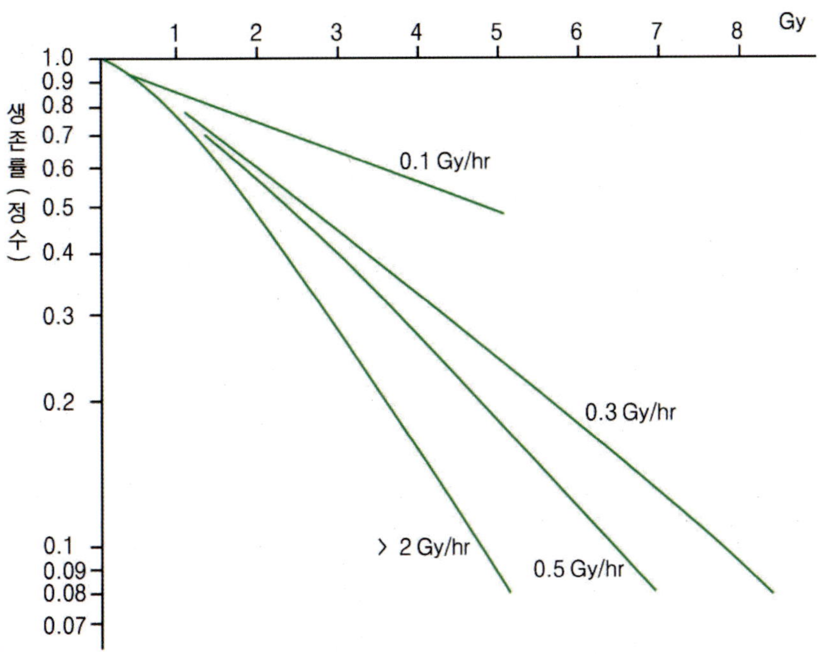

Comment

- 선량률의 변화가 생물적 효과를 변화시키는 것을 쉽게 알려주세요.

네, 쉽게 알려드리겠습니다. 세포에 방사선을 조사 했을 때 시간당 2Gy/hr를 조사했을 때와 분당 2Gy/min을 조사했을 때는 세포의 회복이나 증식 정도가 다르겠지요. 시간당 2Gy를 조사했을 때는 조사도중에 세포가 회복되고 증식이 이루어질 수 있다는 것입니다. 변화가 생물적 효과를 변화시키는 요인입니다.

- 적은 선량률에 긴 조사시간이 생물학적 효과가 적은 이유는 왜죠?

선량률이 적으면 생물학적 효과가 적기 때문에 준치사장해의 회복이 일어나게 되지요, 그리고 조사받는 중에 세포 증식이 일어나게 됩니다. 고선량률을 조사하면 준치사장해나 잠재적 치사장해가 회복하기 힘들지만 저선량률을 조사하면 회복하는 것이 그 이유이지요.

문제의 유형

- 선량률의 단위는?
- 저선량률에 비해 고선량률이 가지고 있는 특징은?
- 선량률이 적게 되고 조사시간이 길게 되면 총 선량은 같아도 생물효과가 적은 이유는?
- 선량률과 감수성은 어떤 관계인가?

정답-

Gy/h(혹은 MU/min 등), 준치사방사선장해의 회복, 세포증식, 임계선량률

④ 산소효과

(★ 산소효과의 기전과 LET, RBE, OER의 관계에 대해 확실하게 학습하여야 합니다.)

· **방사선치료 시 산소가 존재하면 감수성이 증가한다는 효과**

이는 화학적 작용 중에서 유리기 형성과 밀접하게 관련이 있음. 유리기는 간접작용에서 생기는 것으로 간접전리방사선, 그리고 저LET방사선에서 산소효과가 높다는 것을 알 수 있음.

· **산소효과비**

산소효과비는 "Oxygen Enhancement Ratio"라고 하며 의미는 '산소가 존재할 때와 존재하지 않을 때의 효과의 정도'를 말함.

수식으로는

$$OER = \frac{\text{무산소상태에서 조사한 선량}}{\text{산소상태에서 조사한 선량}}$$

으로 표현 할 수 있음.

종양세포는 산소가 부족한 세포이므로 산소를 이용한 고압산소치료법을 이용하고, 생물학적인자로 재산소화(Reoxygenation)측면에서 이해할 수 있음.

아래에서 LET와 OER의 관계를 확인 할 수 있음.

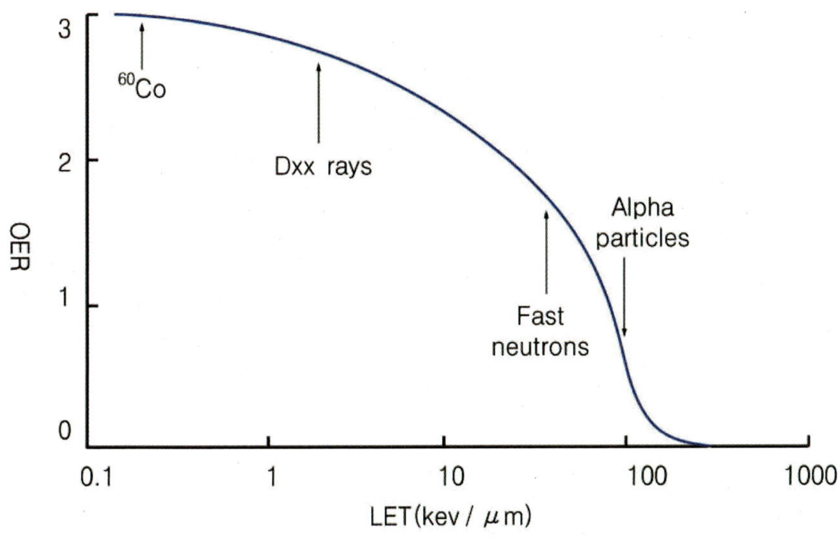

그리고 LET, RBE, OER을 모두 나타내면 다음과 같음.

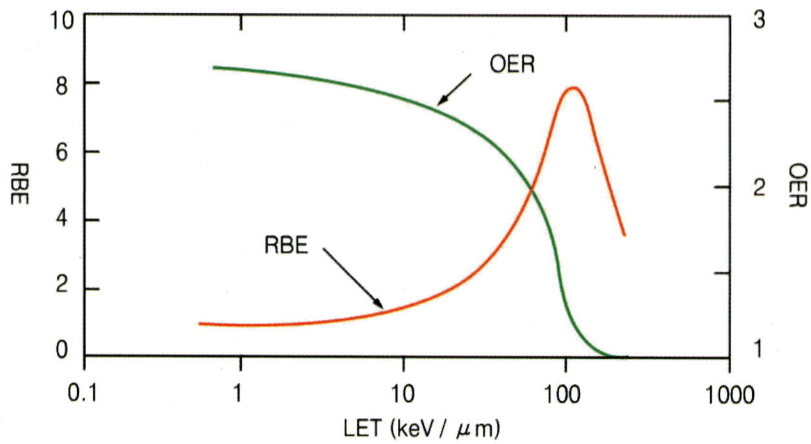

Comment

- 산소가 필요한 시기와 산소의 분압이 중요한 이유는?

산소효과는 유리기를 형성하는데 도움을 주기 때문에 조사기간 중에 필요합니다. 또한, 정상세포의 정맥의 산소분압은 20~40mmHg인데 방사선치료 시 필요한 산소는 3mmHg만 있어도 2배의 효과를 얻을 수 있고 30mmHg 이면 포화상태입니다.

- 종양조직이 왜 산소가 부족한가요?

종양조직은 무한세포분열을 반복하고 무한증식하기 때문에 항상 영양분과 산소가 필요합니다. 즉, 산소가 부족하지요. 그렇기 때문에 종양세포도 산소 측면에서 산소층, 저산소층, 무산소층으로 구분을 합니다. 종양이 크게 성장한다고 하더라도 실제적으로 활발한 증식을 하는 종양의 세포층은 180μm를 넘지 않지요.

문제의 유형

- OER 값이 큰 에너지와 작은 에너지 분류는?
- 산소효과와 선에너지 부여 그리고 RBE에 대한 올바른 설명은?
- 방사선 중 산소의존도가 가장 높은 방사선은?
- 산소는 방사선치료 시 어느 시기에 얼마만큼 필요한가?

⑤ **온도효과**

· 방사선조사 중에 온도가 일정이상 상승하면 감수성이 증가한다는 이론.

· 이 효과는 LET가 낮아질수록 큰 효력을 나타냄.

· 즉, 저LET에서 [온도↑ = 감수성↑]

· 온도효과는 세포주기 중 (   )에 민감함.

· 온도효과를 효과적으로 치료에 이용하기 위한 적당한 온도는 약 (   )°C 이상이 필요하고 이러한 온열요법은 열의 내성이 있음.

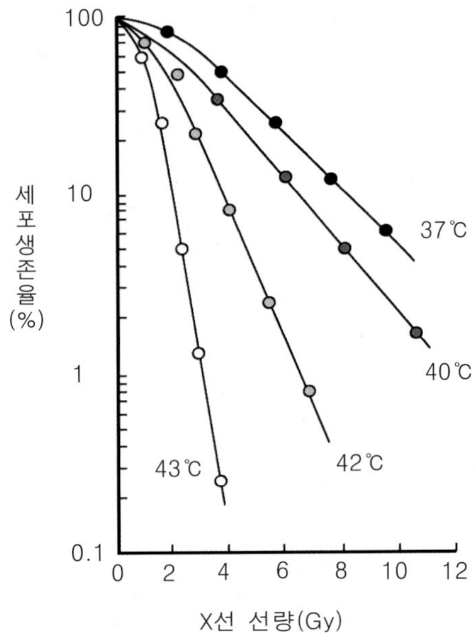

⑥ **증감제**

· 증감제는 종양의 방사선감수성을 (   )시키는 약제

· 가장 대표적인 증감제로는 (   )

그 밖에 BUdR, 5-fu, misonidazole, metronidazole이 있음.

⑦ **면역능**

· 면역이 약한 상태에서는 종양을 제어하는데 필요한 총선량이 증가하게 됨.

Comment

- 고주파 온열요법은 어떤 치료 방법인가요?

온도를 올리는 방법은 크게 국소온열방법과 전신온열방법이 있습니다. 온열요법의 치료는 RF파, 초음파, 마이크로파 등을 이용하여 국소 또는 전신에 가온을 시키는 방법이 있습니다. 고주파 국소온열요법은 42℃의 온도를 초음파를 통해서 열을 올리는 방법을 말합니다.

- 증감제가 있으면 방호제도 있겠지요?

맞습니다. 증감제는 말 그대로 감수성을 증가시키는 약제이고, 방호제는 방사선으로부터 방호해주는 약제입니다. 증감제는 종양의 감수성을 증가시키는데 사용하고, 방호제는 정상조직의 감수성을 낮추는데 사용하므로 혼돈하면 안 되지요. 그리고 종류도 여러 가지 있으니 대표적인 증감제와 방호제를 기억해 주기 바랍니다.

문제의 유형

- 온도가 증가하면 감수성은?
- 온도효과를 적용할 때 가장 적정한 온도는?
- 온도효과는 열에 내성이 있을까요?
- 방사선 증감제는?
- 암의 방사선 감수성을 증가시키는 약제를 무엇이라고 하는가?
- 면역력이 약한 환자일수록 암치료선량은?

정답-

S기(합성기), 42-43도, 증가, 산소

방사선 감수성을 변화시키는 요인 정리

	감수성의 증가요인	감수성의 감소요인
세 포 주 기	M기, G2기, G1말기	S기, G1초기
선에너지 부여	고LET ↑	저LET ↓
선 량 률	높을 경우	낮을 경우
산 소 효 과	산소분압이 높을 경우	산소분압이 낮을 경우
온 도 효 과	43°C 이상	정상체온일 경우
증 감 제	사용할 경우	사용하지 않을 경우
면 역 능	높을 경우(건강)	낮을 경우(허약)

2. 정상조직과 종양조직의 방사선 감수성의 분류

(★ 정상조직 및 종양조직의 감수성 중 가장 민감한 5개와 가장 둔감한 5개를 대표적으로 암기해야 합니다. 특히, 정상조직 만큼은 꼭 암기하시기 바랍니다.)

① 정상조직 방사선감수성의 분류

고 감수성		중등도 감수성		저 감수성	
	림프구		소혈관(신, 뇌, 척수)		갑상샘
	골수세포		폐		근육조직
高	생식샘세포	高	요관	高	결합조직
	골단연골		점막(구강, 기도, 식도, 직장, 질)		뼈, 연골
↕	소장점막	↕	각막	↕	뇌하수체
	수정체		피부		신경세포
低	위, 장, 방광의 상피	低	에나멜 아세포	低	신경섬유
	침샘(타액선)		신장		
	기름샘, 땀샘		부신, 간장, 췌장		

② 종양조직의 방사선감수성의 분류

고 감수성		중등도 감수성		저 감수성	
	림프육종과 림프성 백혈병		가슴샘종		기형종
	세망육종		기저세포암		악성흑색종
	정상피종과 난소상피종		평편상피암 (피부, 두경부, 자궁경부, 방광, 기타)		신경교종
高	골수아세포종, 망막세포종 및 신경아세포종	高	자궁체부암	高	신암
↕	융모막상피종	↕	유암	↕	전립샘암
	림프상피종		폐암		곧창자암
低	Willms 종양(Wilms' tumor)	低	갑상샘암	低	위암, 장암
	진성 적혈구증다증		난소암		골육종, 섬유육종
	골수성 백혈병		침샘암		기타
	Hodgkin's disease				
	다발상 골수종과 형질세포종				

Comment

- 정상조직 감수성의 순서를 쉽게 알려주세요.

일단 림프구는 전구증상이 나타나기 전에 가장 먼저 장해를 관찰할 수 있는 것으로 알려져 있습니다. 인체에 방사선 피폭을 간접적으로 측정할 때 혈액속의 림프구의 변화로 추정을 하는 것이 그 이유가 되겠습니다. 골수세포는 태어나서 끊임없이 세포분열을 통하여 혈구를 생산해 내기 때문에 세포분열을 반복하지요. 그렇기 때문에 민감합니다. 반면에 신경섬유와 신경세포는 태어나기 전에 이미 분화가 완료되어 분화도가 성숙하기 때문에 감수성이 낮습니다. 정상조직에서 발현한 종양은 감수성도 정상조직의 성질을 닮아가기 때문에 종양조직의 감수성과 거의 비슷하지요.

- 방사선 치사장해와 관련이 있나요?

맞습니다. 방사선 치사장해는 먼저 '조혈기사', '장관사', '중추신경사'로 나누어지는데 가장 작은 선량으로 사망하게 되는 조혈기사는 감수성도 가장 높지요. 그리고 가장 큰 선량으로 사망에 이르는 중추신경사는 감수성이 가장 낮은 조직 중에 하나입니다. 즉, 조직의 감수성이 개체사망의 원인과 관련이 있지요.

?

문제의 유형

- 정상조직 중 감수성이 가장 높은 조직은?
- 정상조직 중 감수성이 가장 낮은 조직은?
- 종양 중 가장 감수성이 높은 종양은?
- 종양 중 가장 감수성이 낮은 종양은?

3. 방사선 장해의 분류

(★ 이 장에서는 방사선에 노출이 된 뒤의 장해를 분류하여 살펴볼 것입니다. 특히, 이 장에서는 치사장해와 준치사장해 그리고 잠재적 치사장해의 정의와 특징이 중요합니다.)

☞ 방사선을 피폭 받은 후 에너지에 따른 장해는 다음과 같이 3가지로 분류.

① (   ) (LD, Lethal Damage)
세포가 분열 또는 증식을 멈추고 사멸하는 장해

② (   ) (SLD, Sublethal Damage = **아치사장해**)
짧은 시간 1~2시간 이내에 세포가 회복가능한 장해
피폭 후 정상적인 환경에서 회복함

③ (   ) (PLD, Potentially Lethal Damage)
방사선 조사 후 주위 환경에 의해 세포사가 변하는 장해
피폭 후 회복을 위해선 환경을 변화시켜줘야 함

Comment

- LET와 장해의 분류에 대해 설명해 주세요.

LET는 주위세포에 에너지를 부여하는 것을 의미하는 것임은 이미 알고 있지요? 그렇다면 고LET는 방사선에너지를 주위에 많이 부여할 수 있으니까 세포들의 사멸이 쉽겠지요. 즉 치사장해가 많이 일어날 것입니다. 반대로 LET가 낮은 경우는 치사장해 보다는 준치사장해, 그리고 잠재적 치사장해가 생기겠지요.

- 준치사장해와 잠재적 치사장해를 설명해주세요

준치사장해는 쉽게 설명해서 죽은 것처럼 보이지만 아직 죽은 건 아니지요, 시간이 지나면 다시 회복합니다. 이를 "Elkind 회복"이라고 하지요.

반면에 잠재적 치사장해도 마찬가지로 죽은 것처럼 보이지만 아직 죽은 것은 아니므로, 그대로 두면 죽지만 환경적 요소를 변화시키면 서서히 회복됩니다.

여기서 말하는 환경적 요소는 저영양, 저pH, 저산소, 생리적 식염수, 정상증식기 또는 밀도의존적 접촉증식억제상태에 두는 것입니다.

문제의 유형

- 방사선 장해 중 일정시간이 지나면 회복하는 장해는?
- 세포를 생존시키기 위해서 환경을 바꾸어 줘야하는 장해는?
- 장해 중 Elkind 회복과 관련이 있는 장해는?
- 저LET보다 고LET에서 많이 나타나는 장해는?

정답-

치사장해, 준치사장해, 잠재적 치사장해

4. 치료가능비

(★ 이 장에서는 치료가능비의 값이 의미하는 것과 치료가능비를 올릴 수 있는 방법에 대해 분류하여 학습하도록 하는 것이 특히 중요합니다.)

☞ 치료가능비란 방사선 치료가 가능한지 나타내는 비율.

치료가능비(TR, Treatment Ratio)는 다음과 같은 식으로 표현.

$$\text{치료가능비}(TR) = \frac{\text{정상조직의 내용선량}(TTD)}{\text{종양조직의 치사선량}(TLD)}$$

치료가능비는 반드시 (　　　)이상의 값.

(　　　) 이상이 되도록 연구하는 것이 치료계획이며

(　　　) 이하에서는 방사선 치료를 행할 수 없음.

☞ **TR을 크게 하는 방법**

i. 정상조직의 내용선량을 올리는 방법

1. 적절한 (　　　) 선량분포의 선택
2. 적절한 (　　　) 선량분포의 선택
3. 국소장해나 전신장해에 대한 처리
4. 환자의 영양관리

ii. 종양조직의 치사선량을 내리는 방법

1. 방사선 (　　　)의 병용
2. 산소효과의 이용
3. 중입자선 등 (　　　) 방사선의 사용

Comment

- 치료가능비는 왜 꼭 1이 넘어야 하나요?

치료가능비가 1이 넘어야 된다는 얘기는 정상조직이 견디는 선량(TTD, Tissue Tolerance Dose)이 종양조직이 죽는 선량(TLD, Tumor Lethal Dose)보다 많다는 것을 의미하지요. 예를 들면 정상조직은 100Gy 까지 살 수 있고 종양조직은 80Gy 선량을 받으면 죽는다면 치료는 80Gy 정도의 선량을 이용해서 하면 되겠지만, 두 조직의 선량(TTD와 TLD)이 동일하거나 정상조직이 견디는 선량이 오히려 더 작은 경우는 종양이 치사되기 전에 정상조직이 이미 치사되어버리므로 치료의 의미가 없어지게 되는 것입니다. 즉, 치료가능비는 무조건 "1"을 넘어야 하겠지요.

- 치료가능비가 1을 넘어야 될 조건을 자세히 설명해 주세요.

일단 분자인 정상조직이 견디는 선량을 높여줄 필요가 있지요. 정상조직이 피해를 입히지 않도록 할 수 있게 하려면 먼저 다문조사법을 이용(공간적 선량분포)해야겠고, 분할조사(시간적 선량분포)를 해야겠지요. 또한 환자의 상태나 영양이 좋아야 정상조직이 쉽게 회복 한답니다.

반면 종양조직이 죽게 되는 선량을 낮춰주어야 할 필요가 생기는데, 이를 위해서 먼저 증감제나 산소를 투여해주는 것이지요. 그리고 LET가 높은 방사선을 조사해주면 그 효과가 높아지겠지요.

문제의 유형

- 치료가능비는 얼마를 넘어야 하는가?
- TR을 올리는 요인 중 그 종류가 다른 하나는?
- 정상조직의 내용선량을 높이는 방법은?
- 종양조직의 치사선량을 낮추는 방법은?

정답-

1, 1, 1, 공간적, 시간적, 증감제, 고LET

memo

03 CHAPTER 방사선치료장치

본 장에서는 방사선치료에 사용하는 전통적인 치료장치부터 일반적인 치료장치를 넘어 최근 사용하고 있는 특수치료장치까지 그 구성요소와 특징을 꼼꼼히 살펴보도록 한다.

제 3 장의 Must Have Item

☞ 방사선동위원소를 사용하는 ^{60}Co와 ^{137}Cs 를 대략적으로 이해할 수 있다.
☞ 일반적인 치료장비인 의료용 선형가속기를 완벽히 설명할 수 있다.
☞ 그 밖에 베타트론, 사이클로트론, 마이크로트론을 설명할 수 있다.
☞ 사이버나이프, 감마나이프 등 정위적 방사선치료기를 설명할 수 있다.
☞ 최근 도입되어 사용하고 있는 Tomotherapy, True Beam, Proton therapy의 특징을 알 수 있다.

1. ^{60}Co와 ^{137}Cs 치료기

Co와 Cs 치료기는 현재 많이 쓰이지 않습니다. 따라서 간단하게 특징만 짚어 드리겠습니다. 각 치료기의 장단점에 대해서 학습하면 될 듯합니다.

· 외조사에 이용되는 감마선원의 구비조건

① 방사선 에너지가 (　　　　)에 적합할 것	② (　　　　)이 클 것
③ 이용에 맞는 (　　　　) 방사선이 나올 것	④ 반감기가 (　　　　)
⑤ 용적이 (　　　　)	⑥ 자체흡수가 (　　　　)
⑦ 비산하지 않을 것	⑧ 가격이 (　　　　)할 것

☞ 이러한 목적을 갖는 동위원소를 찾아보니 ^{137}Cs이 적합했었지요. 그래서 ^{137}Cs 치료기가 먼저 사용이 되었었고, 향후에 ^{60}Co가 ^{137}Cs보다 적합하다고 판단되어 점차 ^{60}Co를 쓰게 되었음

☞ 그럼 지금은 어떤 것을 많이 이용할까요? 이 두 가지 장치를 제외한 의료용 선형가속기를 사용하게 되었지요. 따라서 ^{137}Cs과 ^{60}Co 치료기는 대략적인 장단점만 알려주도록 하겠습니다.

Comment

- 외조사를 목적으로 하는 방사선동위원소의 특징은 어떠한 것들이 있지요?

외조사를 하는 방사선 동위원소는 먼저 방사선 에너지가 쓰이는 목적에 적합해야 할 것입니다. 그리고 단위용적 당 방출하는 방사능이 커야 하겠지요(비방사능이 커야한다). 또한, 많은 종류에 방사선이 방출된다면 환자에게 불필요한 피폭을 발생시킬 수 있으므로 한 가지의 방사선이 방출되어야 하구요(단일방사선이 방출될 것). 반감기가 짧으면 동위원소를 교체하는 주기가 짧아지기 때문에 효율적이지 않겠지요(반감기가 길 것). 또한, 동위원소의 용적이 작아야 합니다. 용적이 크다면 그만큼 반음영도 증가하기 때문에 불필요한 피폭이 발생할 수 있겠지요. 동위원소가 발생하는 방사선을 그 자체가 흡수하면 안 될 것이고, 분진이 되어 날아다니면 위험하겠지요. 그리고 가격이 저렴하여야 부담스럽지 않을 것입니다.

- 그렇다면 그 조건에 맞는 동위원소는 어떤 것이 있을까요?

먼저 ^{226}Ra이 후보에 올랐습니다. 하지만 이는 비싸고, 비방사능이 작아서 사용하기 힘들었지요, 그래서 다른 동위원소를 찾아봤더니 ^{137}Cs이 있었습니다. 한동안 이 동위원소를 이용하여 치료를 시행하다 ^{60}Co를 발견했지요. $^{60}C0$는 다음페이지에서 언급하겠지만 원자로에서 대량생산을 할 수 있어서 가격이 저렴하고 β선과 γ선이 동시에 방출되긴 하지만 선원용기에서 β선은 차폐가 되고 γ선만 방출시킬 수 있지요. 또한 방출된 γ선은 에너지가 거의 단일하고 기존의 Cs보다 비방사능이 커서 용적을 적게 할 수 있답니다. 또한 금속상태이므로 자석으로 조작이 가능하지요.

- 그렇다면 Co는 단점이 없나요?

몇 가지 단점은 존재합니다. 먼저 반감기가 5.26년으로 짧기 때문에 월 1%씩 감쇠하고 있고, 핵종의 특징 때문에 사용하지 않아도 방사선이 누설된답니다.

? 문제의 유형

- 외조사에 이용되는 방사성동위원소의 조건으로 옳은 것은?

정답-
목적, 비방사능, 단일, 길 것, 적을 것, 적을 것, 저렴

☞ ^{60}Co의 장점과 단점

장 점
1. γ선의 에너지가 거의 단일함
2. 원자로에서 ^{59}Co에 중성자를 조사하여 대량생산이 가능
3. 비방사능이 큼
4. 금속상태이므로 자석으로 조작가능
5. 입수가 용이, 가격이 저렴
단 점
1. 반감기가 짧음 (5.26년, 월 1% 씩 감쇄)
2. 사용하지 않아도 방사선 누설

☞ ^{60}Co 치료기의 대략적인 특징

① 선원의 타입

- 3가지종류: Coin type(30-60Ci/g), Wafer type(30-60Ci/g), Pellet type(175Ci/g)

이 중 비방사능이 가장 큰 ( ) 가장 많이 쓰임

② Gantry에는 ( )이라는 특별한 장치가 있습니다.

- 치료실 벽 두께를 감소시킬 목적, EPID와 혼돈해서는 안돼요

③ 선원용기의 차폐력

- 선원 1m 거리에서 ( )mR/h 이하일 것

④ 선원의 최대 허용수용량

- ( )Ci 이하 정도[이 정도가 선원용기의 차폐력을 넘지 않아요]

⑤ collimator(조사야 조절기구)

- collimator는 여러 가지 종류가 있는데 특징적으로 대표적인 collimator는 반음영을 최소화 시켜주는 ( )collimator가 있음.
- collimator의 재질은 선형가속기와 동일한 텅스텐 합금을 사용.

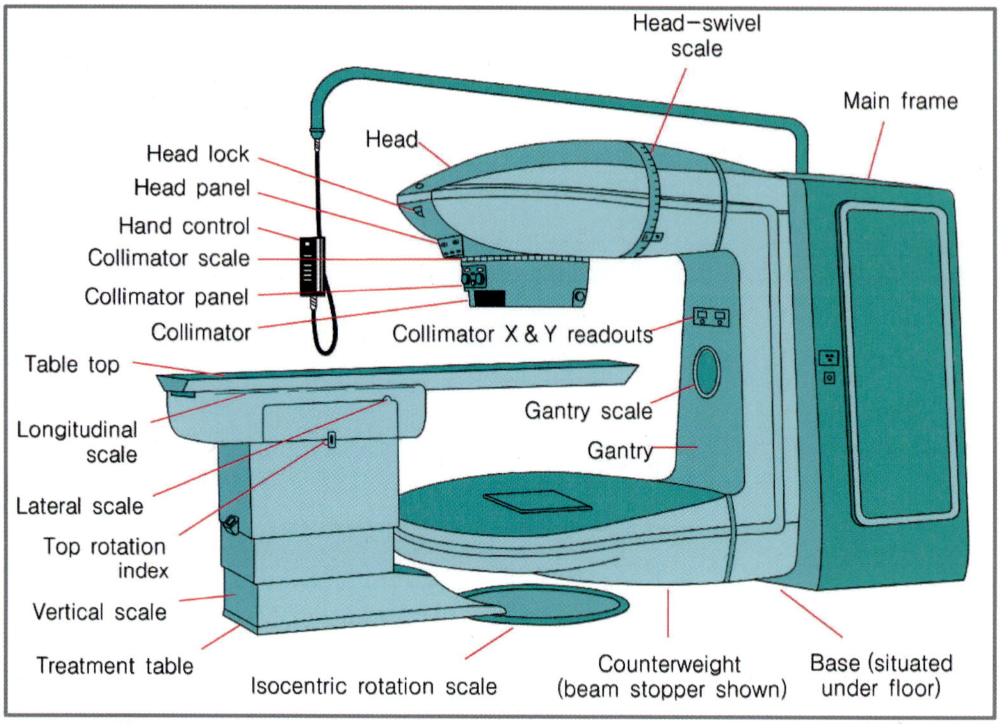

Comment

-요즘에 쓰지 않는 ^{60}Co는 어떻게 생겼나요?

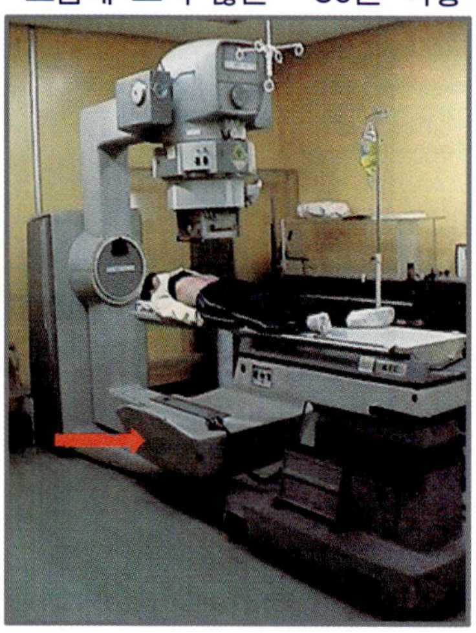

일반 선형가속기와 비슷하게 생겼습니다. Gantry도 있고, collimator도 있지요. 그리고 환자가 누울 수 있는 Couch(방사선 치료용 table)도 있습니다.

여기에서 주의해야 할 점은 그림에서 빨간화살표는 EPID나 카세트홀더가 아닌 대항판(Beam Stopper) 이라는 것이지요.

^{60}Co 장치는 선원이 일반 선형가속기보다 크기 때문에 치료확인용 사진을 촬영하면 영상흐림이 발생해서 대조도가 낮아집니다.

Comment

- ^{60}Co의 대략적인 특징을 알려주세요.

먼저 선원의 모양이 3가지로 크게 나누어지는데 우리가 외조사 방사선의 구비조건에서 확인 할 수 있듯이 비방사능이 커야 합니다. 따라서 Pellet type의 선원을 사용하게 되지요. 또한 선형가속기에는 없는 대향판(Beam Stopper)을 가지고 있지요. 이는 치료실 벽의 두께를 감소시킬 수 있는 장점이 있습니다. 동위원소이기 때문에 선원용기 안에서 끊임없이 붕괴가 일어납니다. 이를 차폐하여야 하는데 일반적으로 1m 거리에서 2mR/h 이하로 차폐를 하지요. 또한, 여러 가지 콜리메이터를 사용하는데 특징적으로 반음영을 최소화시킬 수 있는 연장콜리메이터가 유명합니다. 왜냐하면 선원이 크기(1-2cm)를 가지고 있기 때문에 반음영이 발생되기 때문이지요.

(참고로 의료용 선형가속기의 방사선 타깃의 면적은 약 3mmϕ 이하랍니다)

문제의 유형

- 코발트 치료기의 선원의 타입으로 가장 적합한 것은?
- 대향판이 하는 역할은?
- 선원용기의 최대허용수용량과 차폐력을 올바르게 표시한 것은?
- 코발트 치료기에서 반음영을 최소화 시켜주는 콜리메이터는?

정답-

Pellet type, 대향판, 2, 10,000, 연장

2. 의료용 선형가속기(Linac)

(★ 전 세계에서 가장 많이 쓰이고 있는 방사선 치료기입니다. 선형가속기의 원리는 물론이고 각 부분의 특징부터 부속기구까지 모든 내용을 완벽하게 소화해야 합니다.)

☞ 선형가속장치는 현재 가장 많이 쓰이고 있는 방사선 치료장비임. 기존에 ^{60}Co 보다 방사선에너지가 치료에 적합하고, 엑스선과 전자선을 발생할 수 있어 치료에 효율적으로 쓰이고 있음. 또한, 동위원소를 사용하지 않기 때문에 선원을 교체할 필요가 없고 사용하지 않을 때 방사선 누설에 위험도 적음. 하지만 장비가 복잡하고, 선질 안정성이 취약한 단점이 있음.

☞ 선형가속장치는 선형(Linear)으로 가속(Accelerator)시킨다는 용어의 합성어로 LINAC이라고 함.

☞ 대략적인 모습

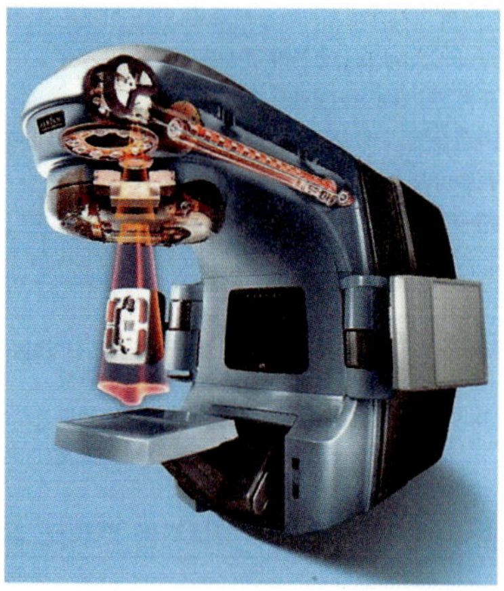

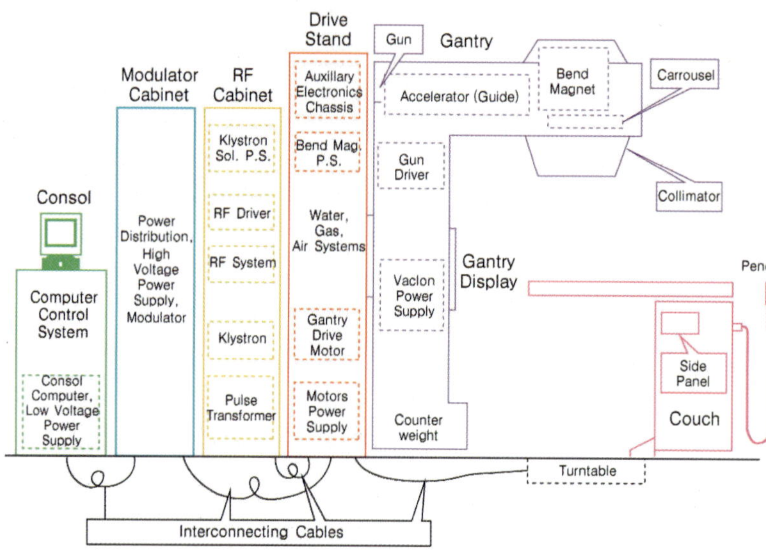

☞ 그렇다면 선형가속기를 하나하나 살펴보도록 하겠습니다.

Comment

- 선형가속기와 ^{60}Co치료기는 어떠한 장 · 단점이 있나요?

간단하게 표로 설명해 드리겠습니다.

	^{60}Co	LINAC
선원방식	동위원소	가속
초 점	1 - 2 cm	0.3 cm 이하
반 음 영	크다	작다
조 사 야	(linac 보다) 작다	(Co보다) 크다
Build Up	0.5 cm	1.5 cm (6MV) 에너지에 따라 변함
누 설 선	있다	없다
보수 및 교정	선원감쇠 : 월 1% 비교적 단순한 장비	보수, 관리 장비가 복잡

- 초점이 커짐에 따라서 반음영이 커지는데 설명해 주세요

아래 그림을 참고해 보면 알 수 있듯이 선원의 크기가 커지면 반음영인 W가 커지겠지요, 즉 선원의 크기가 작다는 것은 종양치료에서는 반음영이 작아지면서 정상조직에 필요 없는 선량이 조사되지 않아 보호할 수 있다는 것으로 생각할 수 있답니다.

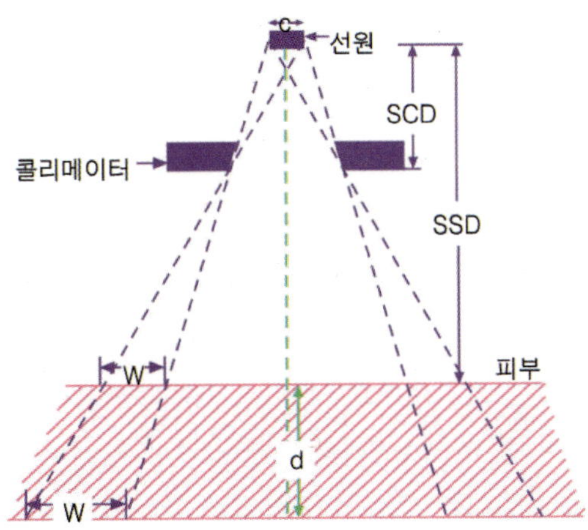

☞ **선형가속기의 가속의 원리**

- 전자의 속도와 (   )내를 진행하는 전파의 속도가 일치하도록 가속관을 이용하여 가속을 행하여 방사선을 발생

☞ (   ) - 가속관에 전자를 공급해주는 장치

☞ **가속관**

· 재질 - 무산소 구리(전기전도가 높고, 고진공도를 유지)

· 가속관의 종류

1. (   ) 가속관 - π mode 가속관, 짧은 가속관 길이, [4MeV-약 30cm]
2. (   ) 가속관 - $2/3\pi$, $1/2\pi$ mode 가속관, 긴가속관 길이, 높은 에너지를 얻을 수 있음, [10MV이상 : 약 140~160cm]

- 가속관은 두 부분으로 나눌 수 있음.

1. (   ) 부분
   - 전자 입사부에서 전자가 속도를 받아 변화하는 부분
   - 원판 간격 및 구멍의 간격이 (   )
2. (   ) 부분
   - Buncher 부분에서 가속된 전자를 더욱 가속하는 부분
   - 원판 간격 및 구멍의 간격이 (   )

☞ 집속코일 - 가속된 전자가 가속관벽에 충돌해 주는 것을 방지

☞ 무반사 종단기 - 가속관 내로 들어온 고주파가 가속관 끝에서 불필요한 반사파를 발생시키지 않도록 함

☞ (   ) - 가속된 전자를 90도 혹은 270도로 방향을 바꾸어 주는 부분
치료에 부적절한 속도를 가진 전자를 제거하는 역할(filtering)도 함

☞ 이온펌프 - 관내를 고진공도로 유지함(10^{-8}mmHg)

☞ 냉각부 - 가속관의 온도변화를 ±0.5° 이내로 유지, 타깃의 고온 방지

Comment

- 가속관부를 구성하는 것들을 사진으로 보여주세요.

전자총

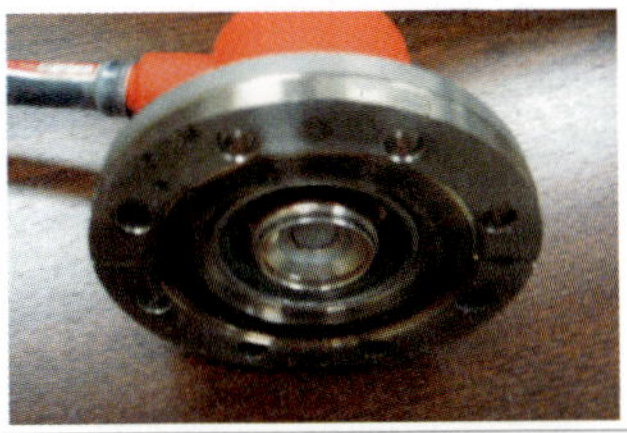

가속관

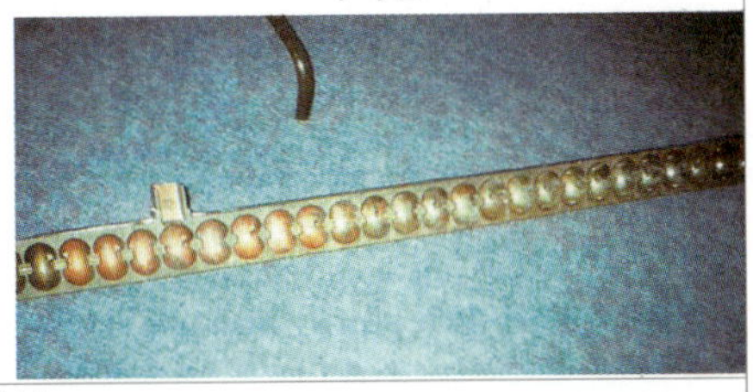

편향부

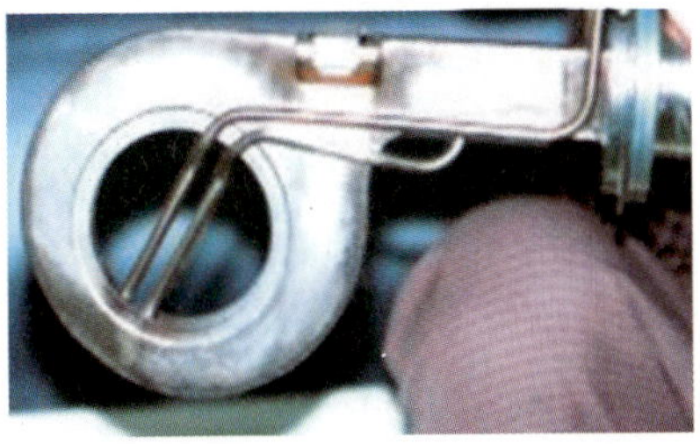

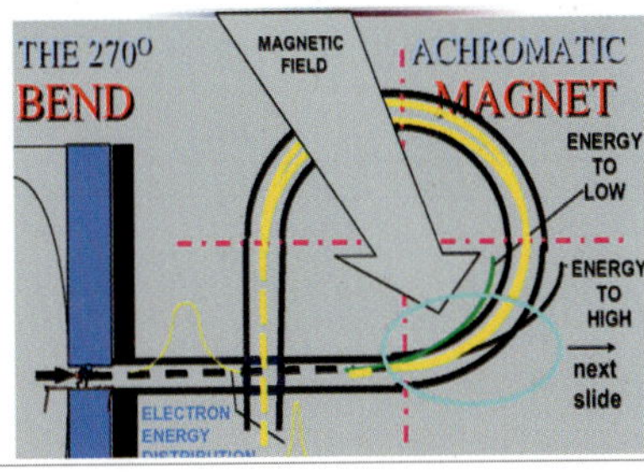

- 가속관부에서 중요한 것이 무엇인가요?

가속관부에서 중요한 것은 가속관부가 Buncher 부분과 Regular 부분으로 2개로 나뉘어 있다는 것과 그 부분이 가지고 있는 특징이 중요합니다. 또한, 전자를 발생시키는 전자총부터 전자의 방향을 바꾸어 주는 편향부(Bending Magnet)까지 가속관 부분에 속한다는 것이 중요하겠지요.

의료용 선형 가속기는 크게 가속부와 머리(head)부 그리고 고주파발진부로 나뉘어 있답니다.

3가지 부분에 포함되는 부속기구들과 특징을 먼저 학습하는 것이 좋겠습니다.

문제의 유형

- 가속관 부분에 속하는 부속부는?
- 선형가속기에서 전자총의 역할은?
- 가속된 전자의 방향을 바꾸어주는 것은?
- 발생된 전자를 직선으로 가속하는 장치는 무엇인가?

정답 – 도파관, 전자총, 정재파형, 진행파형,
Buncher, 변화, Regular, 일정, 편향부(Bending Magnet, 편향전자석)

☞ **고주파 발진부분**

- 가속관 내부의 전자를 가속하기 위해선 고주파에 실어 보내야 하는데 이때 고주파를 발생시키는 부분을 학습하겠습니다.

- 고주파를 제공하는 부분은 크게 2개로 분류할 수 있음

( )	( )
- 구조가 간단하고, 소형 - 자체주파수 생산가능 - 주파수 증폭이 불가능 - 가격이 저렴 - 출력의 안정성이 좋지 않음 - 수명이 짧음	- 구조가 복잡하고 대형 - 자체 주파수 생성 불가능 - 주파수 증폭이 가능 - 가격이 비쌈 - 출력이 안정적 - 수명이 길다.

고주파 발진부의 기능을 보면 다음과 같습니다.

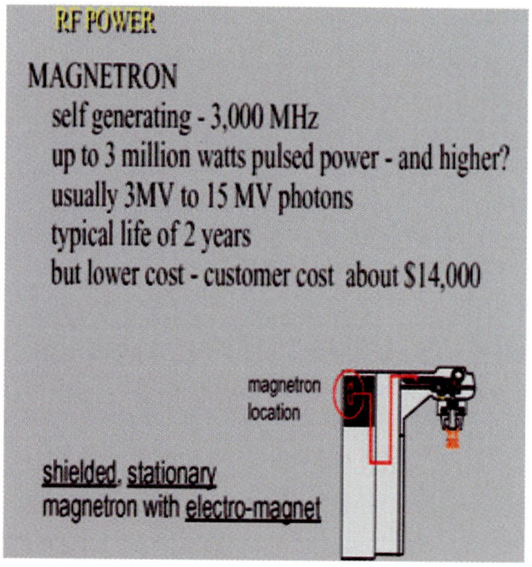

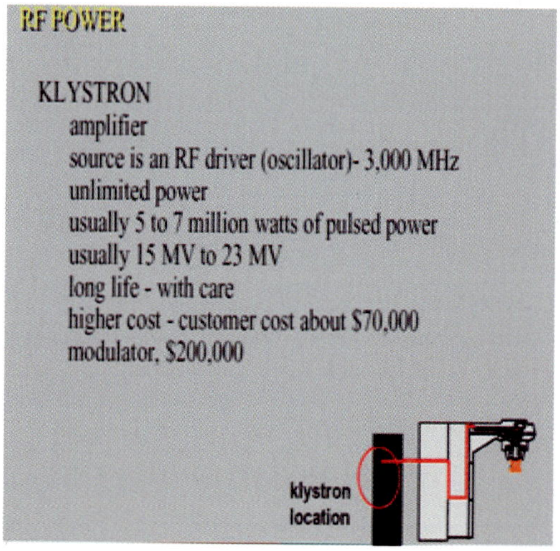

위에서 확인 할 수 있듯이 자체생산이든, 증폭만 하든 사용하는 주파수는 (   )MHz 라는 것을 알 수 있음. 그리고 아래의 그림을 보면 마그네트론이 훨씬 작다는 것을 확인 할 수 있음.

Tomotherapy 장비는 고주파 발진기가 치료기 안에 위치하여야 하므로 (   )을 주로 쓴답니다. 따라서 사용하는 에너지도 선형가속기보다는 낮음.

☞ **고주파가 발생되면 이를 가속관으로 연결시켜야 하는데 이러한 역할을 하는 관의 명칭은 (   )입니다.**

Comment

- 마그네트론과 클라이스트론의 사진을 보여주세요.

마그네트론

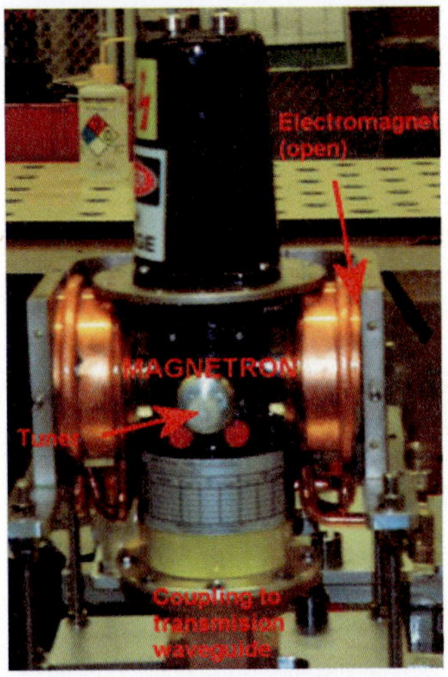

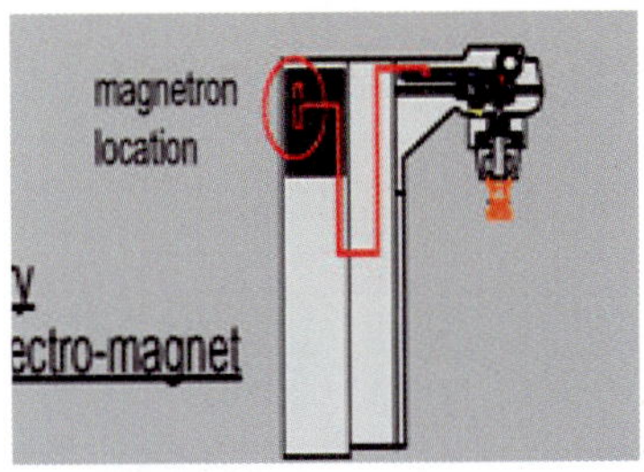

클라이스트론

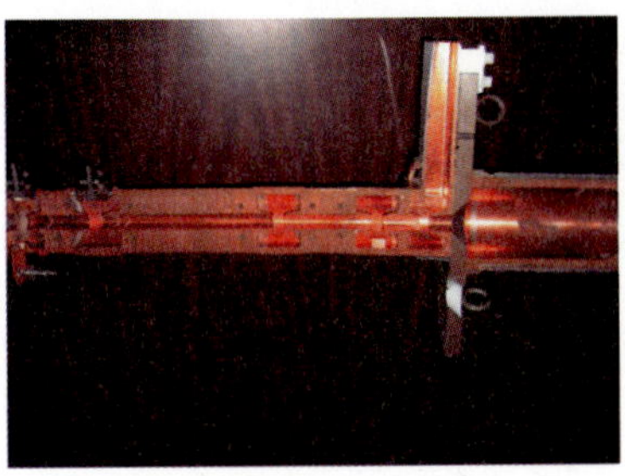

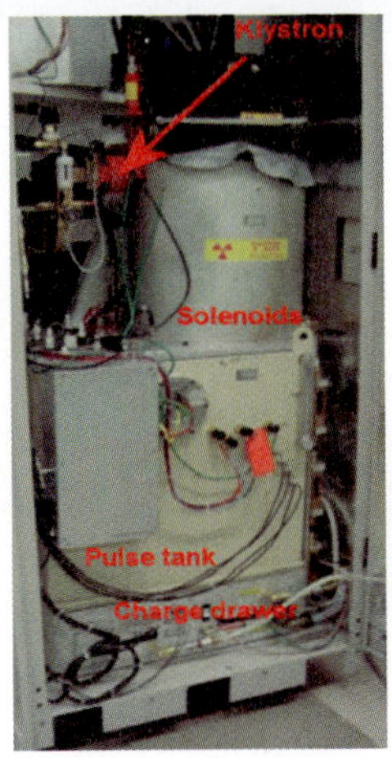

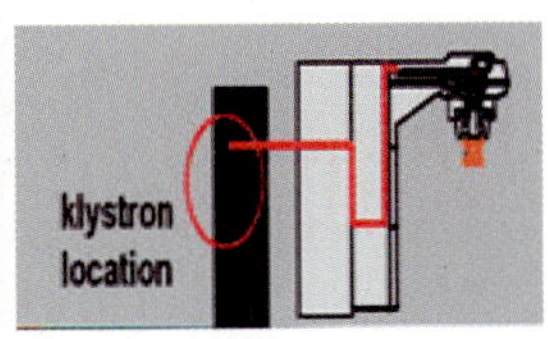

- 마그네트론과 클라이스트론에서 중요한 것은 무엇인가요?

두 가지 모두 가속관에 필요한 고주파를 발진하는 역할을 하지요. 하지만 그 특징이 조금 다릅니다. 그 다른 특징을 알고 있는 것이 중요하고, 마그네트론이 출력이 불안정하고 수명이 짧더라도 소형이기 때문에 소형만이 가질 수 있는 장점이 있습니다. 바로 토모테라피 같은 치료기에 쓰일 수 있지요. 무조건 단점만 있는 것은 아닙니다.

문제의 유형
- 마그네트론의 특징으로 옳은 것은?
- 고주파 발진부분에서 해당하는 주파수는?
- 만들어진 고주파를 가속관으로 전달하는 부분은?
- 클라이스트론의 특징으로 옳은 것은?

정답 - 마그네트론, 클라이스트론, 보통 3,000MHz, 마그네트론, 도파관

☞ 머리(head) 부분

- 조사야 머리 부분은 Gantry Head 부분으로서 Target, Flattening Filter, Scattering Foil, Collimator, Ion Chamber, 부속기구의 부착부위(wedge나 cone이 부착되는 부위)로 구성이 됩니다. 하나씩 살펴볼까요?

① (　　　　　)
- 재질: 텅스텐, 금, 백금 등 원자번호가 높은 물질
- 역할: 전자선과 충돌하여 엑스선을 발생시킬 때 사용

② (　　　　　)
- 재질: 납과 같은 높은 원자번호 물질
- 역할: 발생된 엑스선의 강도를 균일하게 해줌

③ (　　　　　)
- 재질: 얇은 납(약 0.1~0.3mm)으로 구성
- 역할: 전자선과 충돌하여 전자선을 산란 및 확산 시킬 때 사용

④ (　　　　　)
- 역할: 방사선을 검출할 때 사용. 발생되는 빔의 평탄도(flatness), 대칭도(symmetry), 선량률(dose rate)을 측정할 수 있으며 이상이 있을 경우는 피드백시스템을 통하여 제어가 가능함
- 특징: 2개로 구성되어 있어서 피드백 역할을 함

⑤ (　　　　　)
- 역할: 조사야를 조절하는 기구
- 재질: 텅스텐 합금(WHA)

- 특징: 예전에는 직육면체로 생긴 통으로 된 콜리메이터(Jaw = Monoblock collimator)를 이용하였고 정상조직을 보호하기 위하여 저용융점 납합금을 이용하였지만 현재에는 납합금 대신 다엽콜리메이터(MLC, Multi Leaf Collimator)가 개발되어 쓰이고 있음. 따라서 Jaw가 2부분, 나머지 2부분은 MLC로 되어 있어서 Jaw를 이용하여 동적쐐기필터(VW, virtual wedge 혹은 DW, dynamic wedge)를 이용함

⑥ (   )
- 선원에서 피부까지의 거리를 표현해주는 장치

⑦ (   )
- 선속평탄여과판과 산란박이 함께 설치된 부분

Comment

- 조사 Head 부분의 부속품을 보여주세요.

Target	Flattening Filter
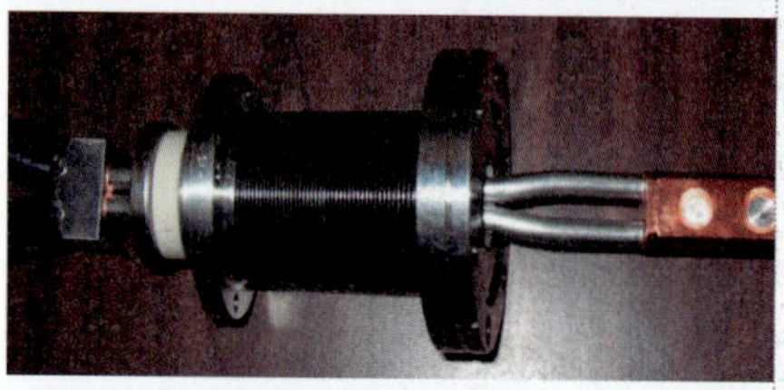	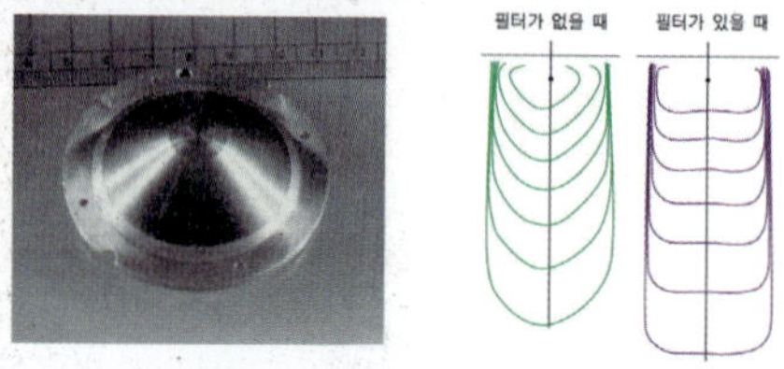
Scattering Foil	**Ion Chamber**
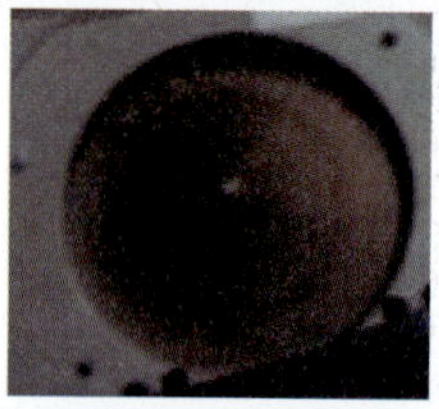	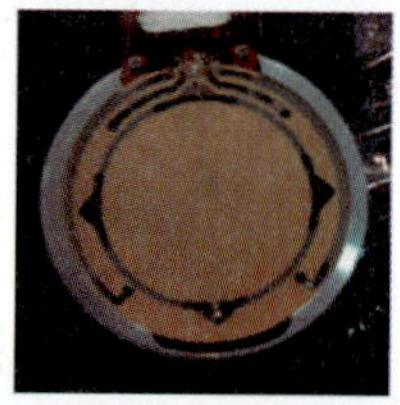
Collimator(MonoBlock)	**Collimator(MLC)**
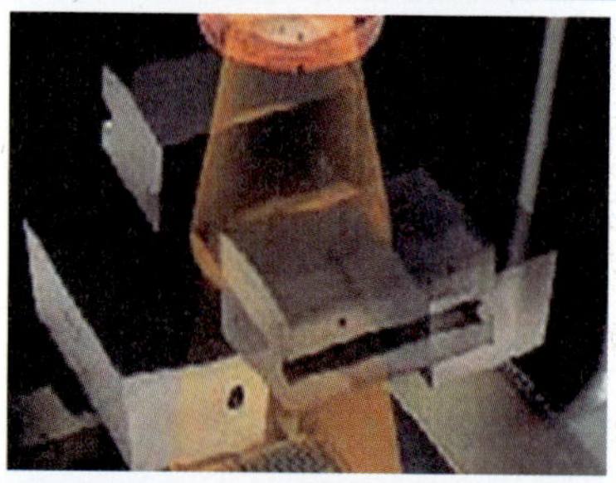	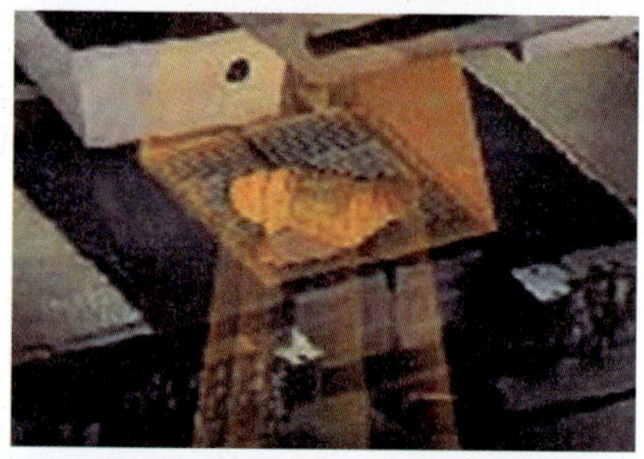
ODI(Optical Distance Indicator)	**Carousel (Scattering Foil & Flattening Filter)**
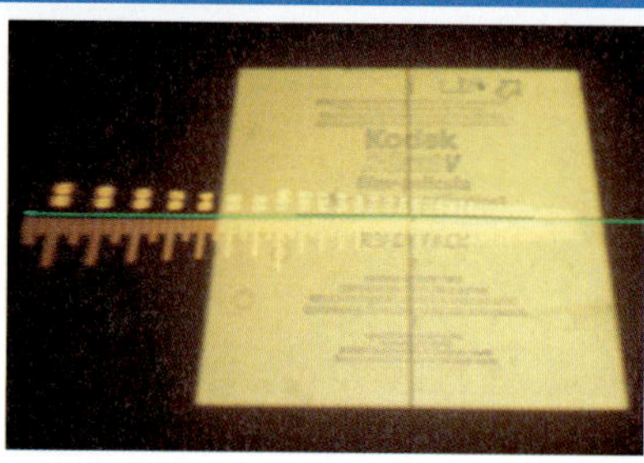	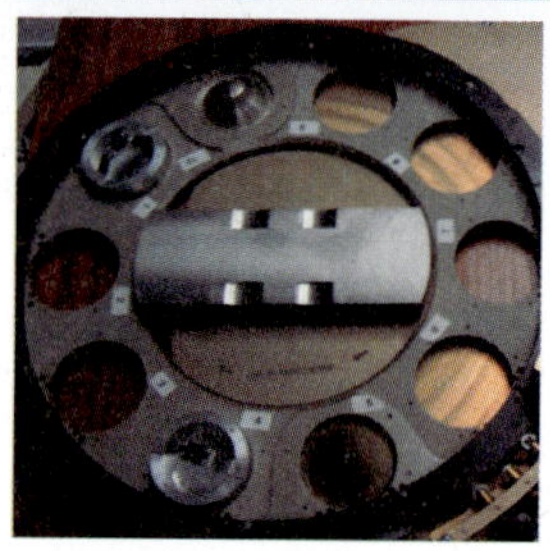

문제의 유형
- 갠트리 머리 부분에 속하는 부속 기구들은?
- 전자선 발생 시 필요한 기구는?
- 광자선 발생 시 필요한 기구는?
- 각 부속기구들의 용도는?

정답 - Target(타깃), Flattening Filter(선속평탄 여과판), Scattering Foil(산란박), Ion chamber(방사선검출기), Collimator(콜리메이터), ODI(광학거리계, optical distance indicator), Carousel

☞ **엑스선 발생 시와 전자선 발생 시의 모식도**

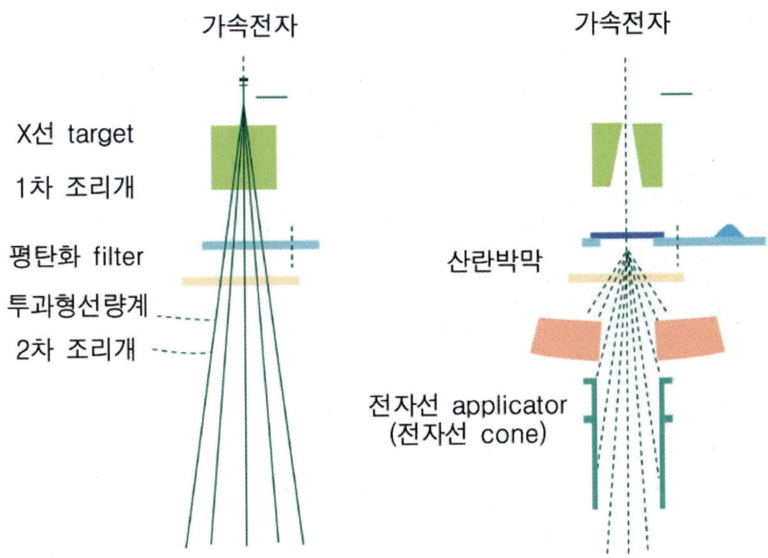

[A] 엑스선 조사 시   [B] 전자선 조사 시

- 전자선과 엑스선 두 가지를 방출하게 된다는데 자세히 설명해 주세요.

엑스선으로 치료할 경우에는 가속된 전자를 (　　　　　)과 충돌시킵니다. 그러면 엑스선이 발생하게 되지요. 그리고 발생한 엑스선은 타깃에서의 감약차 때문에 선속이 평탄하지 않습니다. 따라서 선속을 평탄하게 만들어 주기위해 (　　　　　)을 사용하게 되지요. 이러한 엑스선이 제대로 나오는지 확인하기 위해서 (　　　　　)를 지나가게 됩니다. 그 후 환자의 치료부위에 맞게 조사야를 조절하기 위해 (　　　　　)를 통과하게 됩니다. 필요에 따라 쐐기필터나 조직보상여과판, 볼루스를 사용할 수도 있습니다.

전자선으로 치료할 경우는 전자가 ( )과 충돌하여 산란 및 확산시키지요. 그리고 전자선용 ( )를 지나가고 MLC나 Jaw 대신 ( )이라는 부속기구로 조사야크기를 조절하게 됩니다. ( )은 조사야를 조절함과 동시에 조사야 외의 부분을 차폐하게 되지요.

따라서, 다음과 같이 정리 할 수 있겠습니다.

[엑스선 치료]

타깃 - 선속평탄여과판 - 방사선 검출기 - 콜리메이터(Jaw 혹은 MLC) - 기타부속기구(쐐기필터, 조직보상여과판, 볼루스 등) -환자

[전자선 치료]

산란박 - 방사선 검출기 - 조사통(Cone) - 기타부속기구(조직보상여과판, 볼루스 등) - 환자 (*주의: 쐐기필터는 사용하지 않음)

결론적으로 선속평탄여과판과 산란박은 동시에 쓰이지 않습니다. 따라서 공간을 효율적으로 사용하기 위해 둘을 같은 높이에 위치할 수 있지요. 이 두 가지를 회전목마처럼 생긴 원판이 ( )입니다.

Comment

- Gantry Head 부분을 자세히 보여주세요

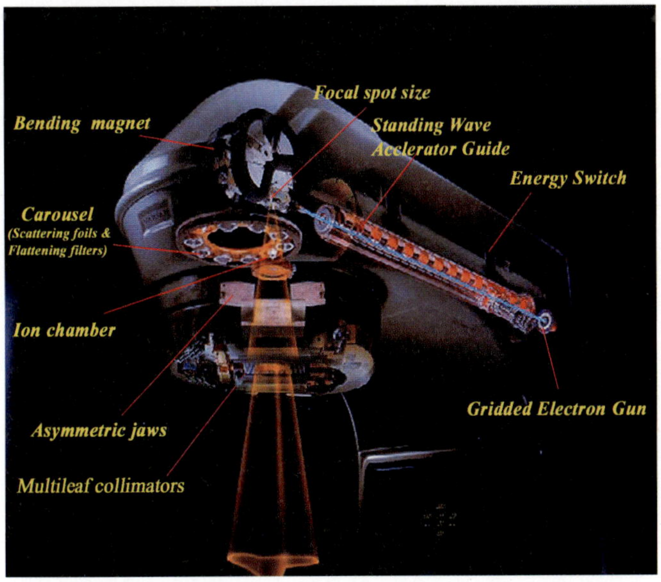

- 정리해주세요

선형가속기는 크게 3가지로 분류된다고는 이해 하셨지요?

그럼 정리 해 보겠습니다.

[가속관부] 전자총~가속관(Buncher부 + Regular 부)~편향전자석

[갠트리 머리부]

타깃 ~ Carousel(산란박, 선속평탄여과판) ~ 방사선검출기 ~ 콜리메이터(Jaw, MLC) ~ 부속기구 부착부, 광학거리계

[고주파 발진부] 클라이스트론, 마그네트론, 도파관

생각보다 간단하지요?

문제의 유형

- 엑스선 치료 시 전자가 통과하는 순서를 올바르게 나열한 것은?
- 엑스선 발생 시 이용되는 부속품으로 옳은 것은?
- 전자선 발생 시 이용되는 부속품으로 옳은 것은?
- Carousel이 포함하고 있는 부속품으로 옳은 것은?

정답 - 타깃, 선속평탄여과판, 방사선검출기, 콜리메이터, 산란박, 방사선검출기, 조사통(cone), 조사통(cone), Carousel

(★ 지금부터는 여러 가지 의료용 치료기를 대략적으로 알아보겠습니다. 핵심만 정리를 하였으니 자세한 부분을 보고 싶으신 분은 Textbook을 참고하시면 좋겠어요)

3. Betatron

☞ 가속원리

- 전자는 (　　　)에 의해 (　　　)운동을 하고 자속의 변화에 의해 생긴 (　　　)의 작용을 받아 일정 궤도의 반경 위를 주회하며 가속

☞ 전자 궤도(원운동)

- 운동방향은 (　　　　) 법칙에 따라 진행

☞ 구성

- Betatron head, (　　　　) tube, 여자용 전원, 전자석, 펄스발생기, 치료대 지지장치, 제어기

4. Microtron

☞ 가속원리

- (　　　)과 (　　　)의 원리를 합한 것과 비슷
- 균일한 자장에 (　　　　)을 설치하고 여기에 고주파를 공급시켜 가속함
- 1개의 본체에 2~3개의 치료장치를 연결할 수 있음
- 국내에서 가장 출력이 (　　　) 전자 가속기

5. Cyclotron

☞ 방사선치료 - 양성자를 가속하여 (　　　)을 발생하여 암치료에 이용

☞ 가속입자 - 양성자, 중양자, 알파입자

☞ 타깃에서의 반응 - Be(p, n)B

☞ 구성 : (　　　), 고주파발생기, 이온원(ion source)

6. Gamma Knife

☞ 정위적 방사선수술용 방사선치료기

☞ (　　　　)선원을 이용해서 1회 대선량(약 50 Gy) 조사를 시행

☞ 콜리메이터의 (　　　)개의 구멍을 통하여 감마선이 한 점에 집중함

☞ 병소의 크기: 3 ~ 4 cm, 뇌동정맥기형, 청신경초종 등

☞ 콜리메이터 : (　　　)cm 두께의 96% (　　　)합금

☞ 콜리메이터의 크기 : (　　), (　　), (　　), (　　) mmϕ

☞ 감마나이프 Perfexion은 ^{60}Co 선원 192개, 4,8,16mm의 콜리메이터 크기

Comment

- 장비 모식도를 보여주세요.

Betatron(베타트론)의 원형가속관의 모습

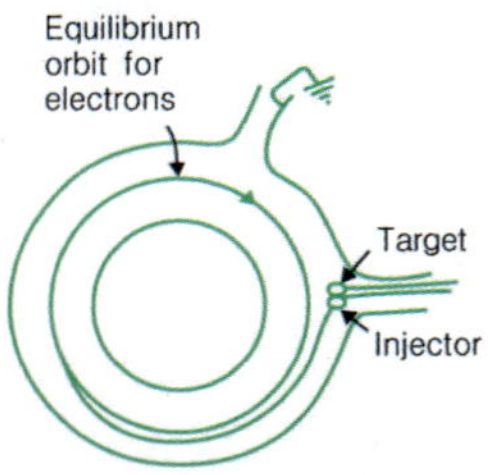

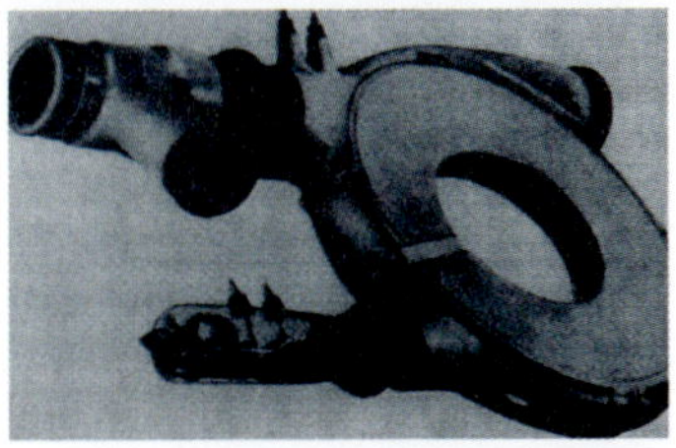

Microtron(마이크로트론)

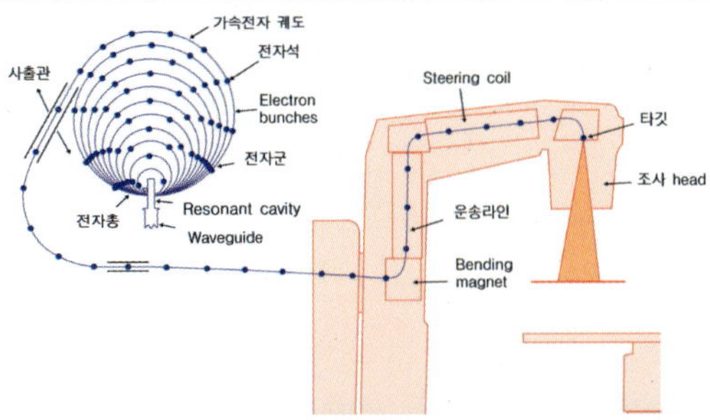

Cyclotron(싸이클로트론)

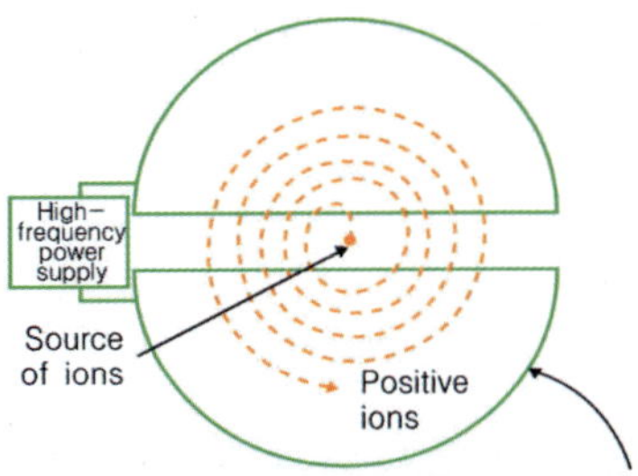

Gamma Knife(감마나이프)

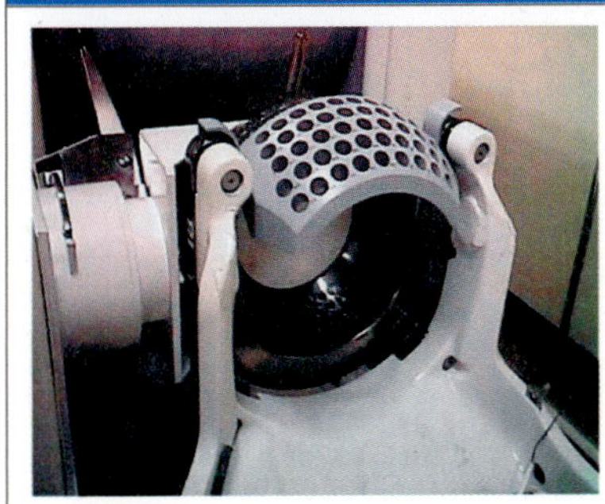

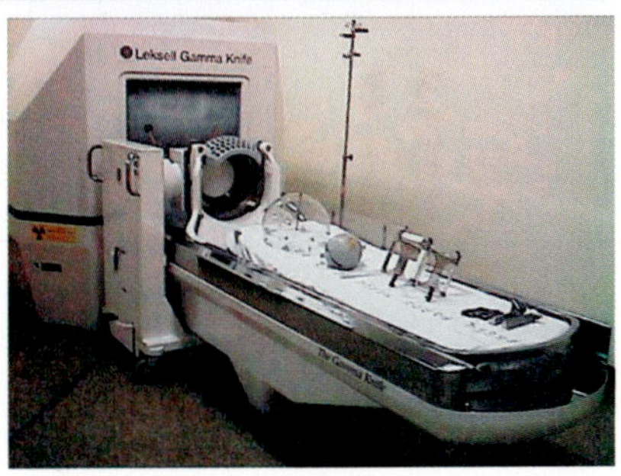

문제의 유형
- 치료장치 종류별 가속장치의 특징은?
  국시 1차 및 2차에 출제되기 쉬운 부분이니 특징을 꼼꼼히 체크해 주셔야 해요

정답 - 자계, 원궤도, 전계, 플레밍의 왼손법칙, Doughnet(도넛), Linac, Cyclotron, 공진공동, 큰, 속중성자선, Dee가속관, ^{60}Co, 201, 6, 텅스텐, 4, 8, 14, 18

7. Cyber Knife(사이버나이프)

☞ (　　)MV의 에너지를 가진 선형가속기
☞ 빔 조사방향의 제한성이 거의 없음
☞ 방사선치료 시 기준점: Brain의 경우 - (　　　　)
　　Body의 경우 - 시술 전 몸에 심어 놓은 (　　　　)
☞ (　　)개의 관절축이 (　　　)여개의 방향으로 조사가 가능함
☞ 호흡추적 장치가 있음 - 호흡조절 방사선치료(RGRT(4DRT))가 가능함
☞ 진단방사선 발생장치가 있어 영상유도방사선치료(IGRT)가 가능함

8. Tomotherapy(토모테라피, 단층치료기)

☞ (　　)의 원리에 선형가속기를 합한 구조
☞ (　　　)를 이용하여 매 치료 시 환자의 위치를 확인 한 후 치료함(IGRT)
☞ CT처럼 환자의 couch가 이동함 - (　　　) 값이 있음
☞ 1회의 환자 위치 잡이를 통하여 전신에 퍼진 암을 치료할 수 있음
☞ MLC가 내장되어 있음 - 2방향으로 위치되어 있어 (　　　　)라고 함
☞ 원형으로 방사선을 조사할 수 있어 세기조절 방사선치료(IMRT)가 가능함
☞ 치료 전 CT촬영 시 고에너지(MV)CT 이므로 환자의 피폭을 주의
또한, 고에너지 촬영하기 때문에 영상의 질적 저하가 발생함

9. Proton Therapy(양성자 치료기)

☞ 사이클로트론(혹은 싱크로트론)을 이용, 양성자를 가속하여 암치료에 이용

☞ 양성자선의 특징인 (   )가 있음

☞ (   )

: 일정한 범위의 균일한 선량평탄부를 갖는 bragg peak

☞ 범위보상체(   ) : 양성자치료기용 볼루스

(재질: PMMA, polymethyl methacrylate)

☞ 차폐체(aperture) : 재질 - 황동+납 (Cu: 60% + Zn: 36% + Pb: 4%)

☞ (   ) ; Bragg peak 범위를 조절하는 여과판

☞ 장점 : 정상조직을 보호 할 수 있음, LET가 높음

단점 : 기존 방사선치료보다 오랜 시간 소요, 가속기 한 대에 여러대의 노즐을 연결하므로 여러 곳에서 동시에 치료하기 어려움

정답 - 6, Skull base, Gold pin, 6. 1200, CT, MVCT, Pitch, binary MLC, Bragg peak, SOBP(spread out bragg peak), range compensator, Ridge Filter

Comment

- 장비 모식도와 중요한 부분을 체크해 주세요

Cyber Knife(사이버나이프)

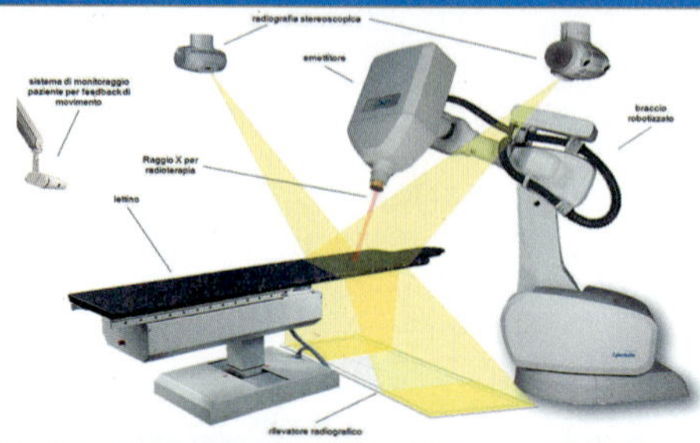

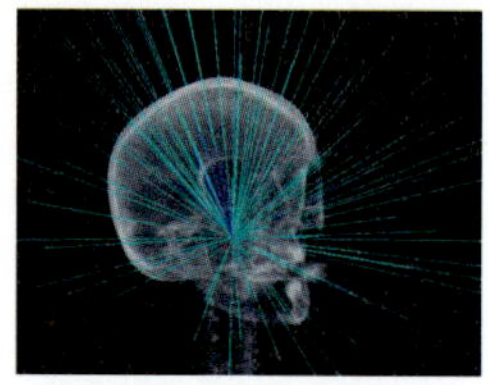

Tomotherapy (토모테라피, 단층치료기)

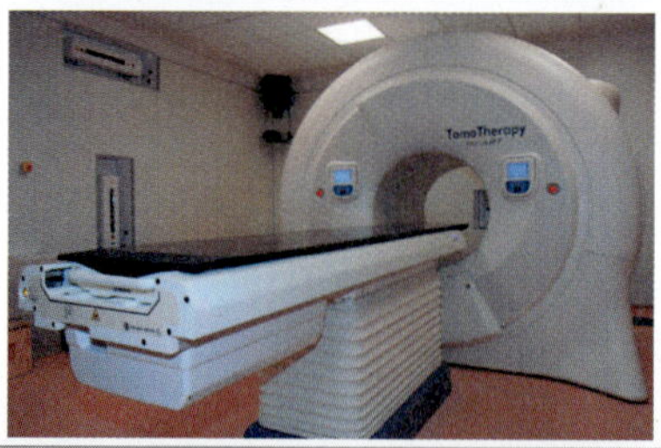

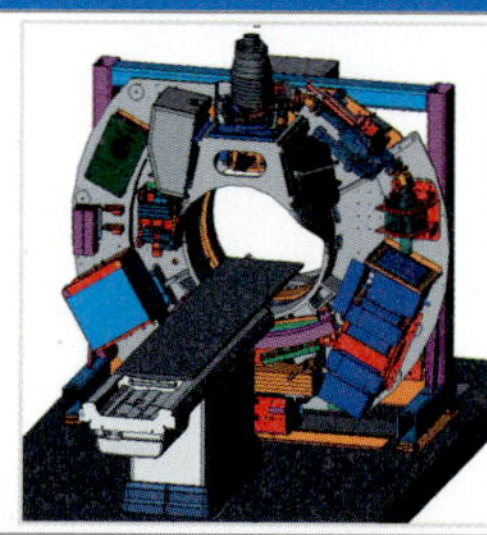

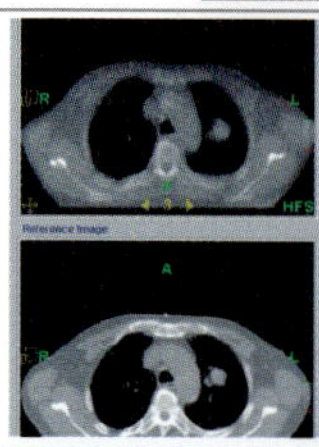

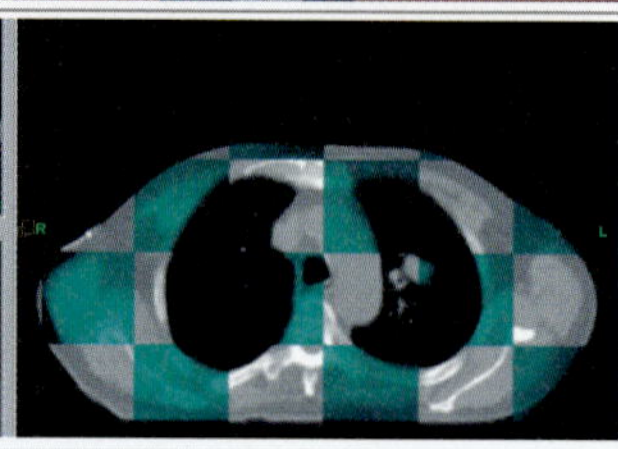

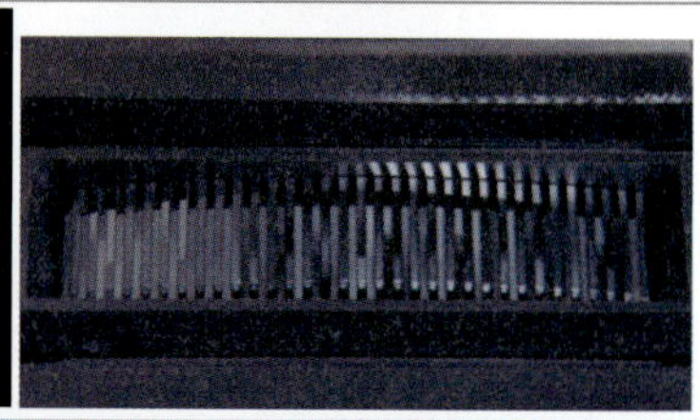

Proton Therapy(양성자 치료기)

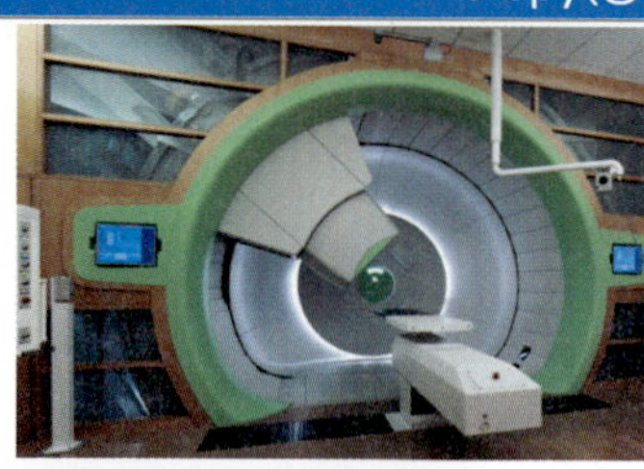

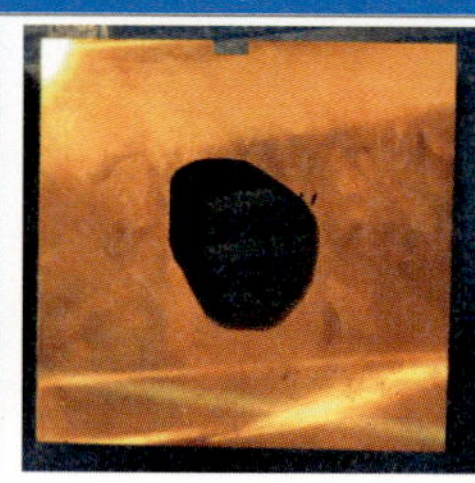

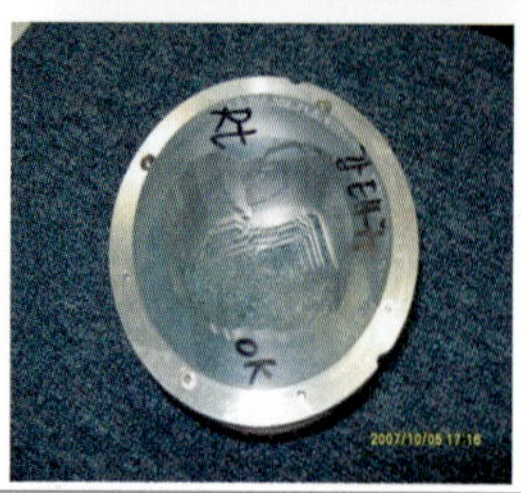

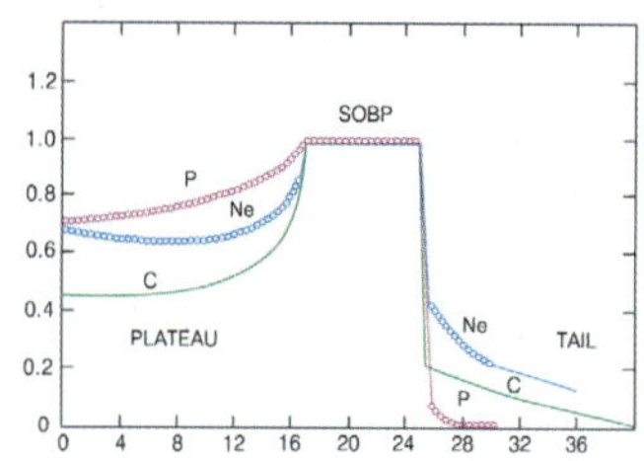

memo

memo

04 CHAPTER 방사선치료 물리학

본 장은 일반적으로 학생들이 가장 까다롭게 생각하는 부분이다. 수식도 많이 나오고 물리적인 부분도 많이 나오기 때문이다. 따라서 본 교재에서는 가장 기본적으로 알아야 할 부분만 콕!콕! 살펴보고 넘어가도록 한다.

제 4 장의 Must Have Item

- ☞ 팬텀의 종류와 특징을 설명할 수 있다.
- ☞ MU의 정의를 설명할 수 있다.
- ☞ MU와 관련된 여러 가지 인자들을 이해할 수 있다.
- ☞ 선량 및 선량분포 변화인자를 설명할 수 있다.
- ☞ 심부선량 백분율의 증가 및 감소요인을 설명할 수 있다.
- ☞ 기타 다른 요인에 대해 이해할 수 있다.
- ☞ 적분선량에 대해 설명할 수 있다.

1. Phantom

- 팬텀은 인체와 같은 흡수 및 산란 특성을 가진 모형을 말함
- 이를 (   )이라고 함

☞ 종류

액체팬톰 : 물(가장 많이 이용함)

고체팬톰 : 파라핀, 아크릴 수지, 폴리에틸렌수지

Mix D(파라핀+폴리에틸린+산화마그네슘(MgO)+이산화티타늄(TiO_2))

Mix Dp(파라핀+폴리에틸린+(   )+산화마그네슘(MgO)+이산화티타늄(TiO_2))

(   ): 인체조직을 재현하여 Slice로 층층이 쌓아 만든 사람모양의 팬텀

2. MU(Monitor Unit)

- 의료용 선형가속기에서 사용하는 임의의 선량단위

☞ ( )MU는 SSD 100cm, 기준이 되는 조사야 10×10 cm^2에서 기준이 되는 깊이(에너지에 따라 다름)에 1cGy가 흡수되도록 조정하여 사용하는 기계적인 값

☞ 가속기는 SAD를 100 cm 또는 SSD를 100 cm로 가정할 때, 교정점에 1cGy/MU 가 되도록 monitor chamber를 교정하여 사용함

Comment

- Phantom을 보여주세요.

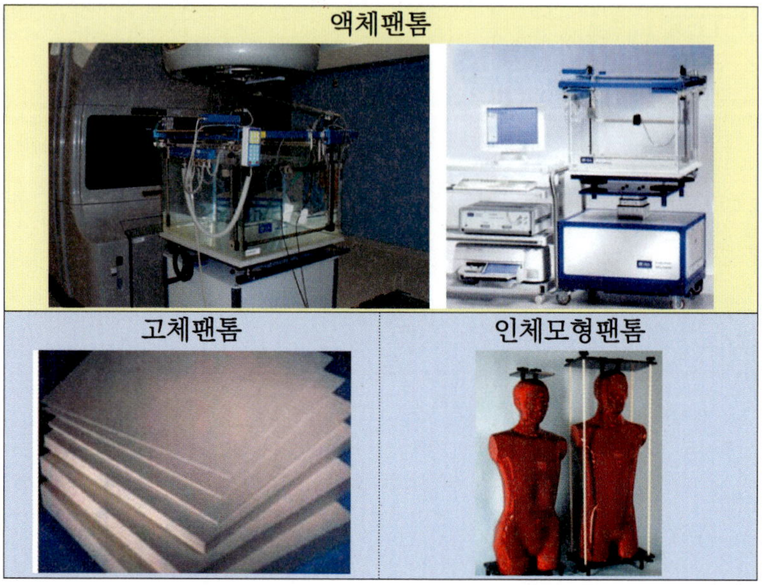

- MU를 계산하는 식이 있나요?

네 물론 있습니다. 식을 이해하는 것도 중요하지만 식이 가지고 있는 의미를 먼저 파악하는 것이 더욱 중요하지요. 다음 페이지부터 하나씩 알아갈 것이니 너무 걱정 마세요.

- SAD Technique MU

$$MU = \frac{\text{isocenter의 선량}(=TD \times BW)}{S_c \times S_p \times TMR \times TF \times \text{SAD factor} \times WF \times OAR \times \%dose}$$

- SSD Technique MU

$$MU = \frac{\text{isocenter의 선량}(=TD \times BW)}{S_c \times S_p \times PDD \times TF \times \text{SSD factor} \times WF \times OAR \times \%dose}$$

문제의 유형

- Mix D와 Mix Dp의 성분차이는?
- MU의 정의와 SSD법과 SAD법 공식으로 옳은 것은?

정답-

조직등가물질, 송진(Pine Resin), Anderson Rando Phantom, 1

(★ 지금부터 MU식에서 제시한 여러 가지 인자들을 살펴 볼 겁니다. 쉽게 이해가 되었으면 좋겠습니다.)

3. Sc

- 콜리메이터 산란계수(Collimator Scatter Factor)
- 조사야가 달라지게 되면 방사선과 collimator가 부딪치는 면적도 달라지므로 발생되는 산란선도 변화하겠죠. 그렇다면, 방사선을 측정할 때도 측정에 변화가 생기겠지요.
- 따라서 콜리메이터가 기준(10×10cm)이상 열렸을 경우 혹은 그 이하가 열렸을 경우 발생한 산란선을 오차만큼 보상을 해줘야 합니다.
  이것을 Sc Factor 라고 하지요.

- 즉, 이론적으로 정리해 본다면...
  S_c**는 공기 중에서 임의의 조사야의 출력과**
  기준 조사야(10×10 Cm : reference field)**의 출력과의 비**

$$S_c = \frac{\text{임의의 조사야에서의 } output}{\text{기준 조사야에서의 } output}$$

- 주의해야 할 점은 **공기 중에서 측정을 하므로 측정기에 ( )을 씌워서 측정**한답니다.
  (물속에서 측정하는 것이 아니므로 water phantom이 필요 없겠지요)

4. S_p

- 팬텀 산란계수(Phantom Scatter Factor)
- 이론은 Sc와 비슷합니다. 조사야를 변화시키면 팬텀의 기준점에서 산란선의 발생이 변화되기 때문에 이를 보상해주는 인자이지요.
- 즉, 기준점 깊이에서 **임의로 주어진 조사야의 선량률**과
  기준 조사야(10×10cm)**의 선량률과의 비**를 의미합니다.

$$S_p = \frac{\text{주어진 조사야의 선량률}}{\text{기준 조사야의 선량률}}$$

Comment

- Sc 인자와 Sp 인자에 대한 모식도를 보여주세요.

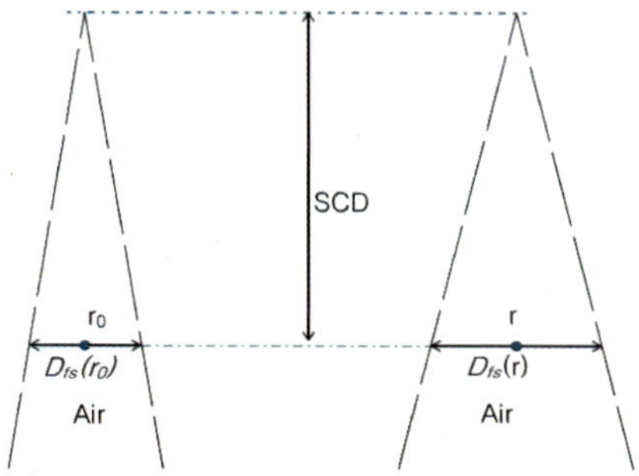

그림 4-37 콜리메이터 산란인자의 정의

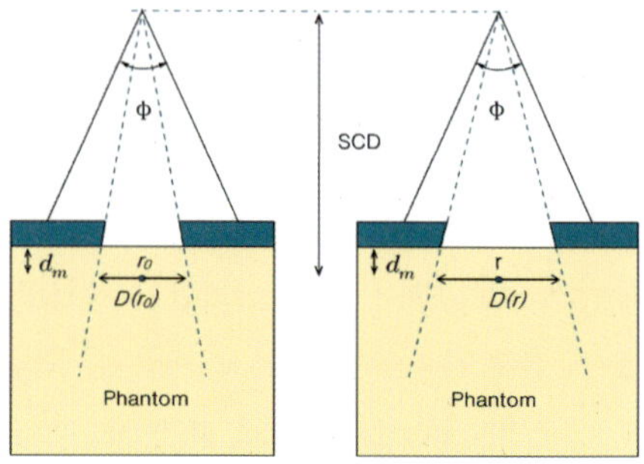

그림 4-38 팬텀 산란인자의 정의

- Sc 인자를 구할 때 Build up cap을 측정하는데 왜죠?

공기 중에서 산란선의 발생을 측정하는 것이 Sc 측정인데 고에너지 방사선에서는 최대선량지점이 물질의 표면에 형성되지 않고 일정 깊이에서 생기지요. 이를 Build up 효과하고 하는데 이러한 효과 때문에 측정하려는 부분과 방사선의 최대 에너지 부분이 일치 하지 않을 경우, 측정에 오차가 생기겠지요(아래 그림에서 두 번째가 Build up cap 이고, 첫 번째와 세 번째 사진의 동그란 부분이 build up cap입니다.)

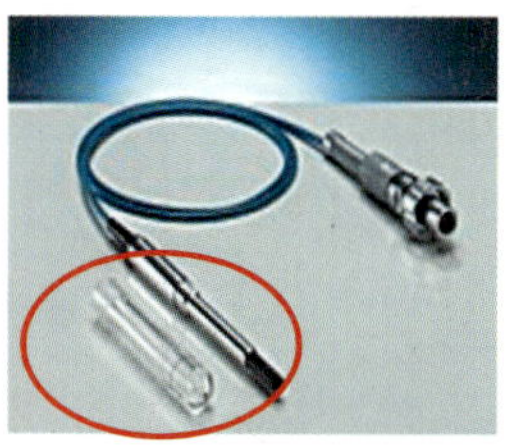

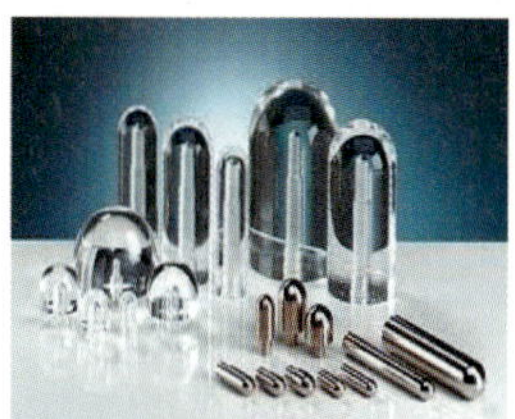

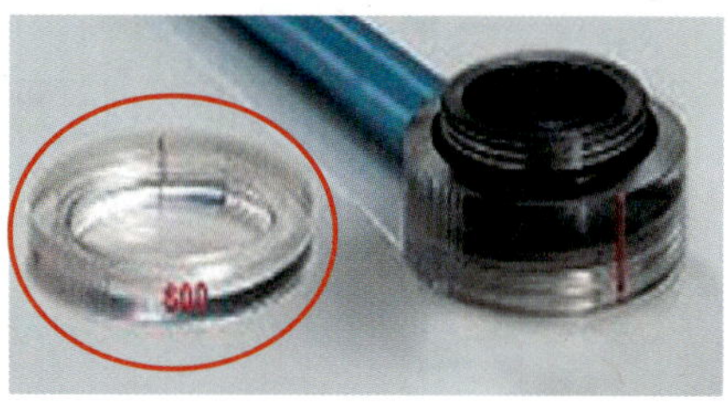

- 그렇다면 물팬텀으로 측정하는 것들은 Build up cap을 사용하지 않나요?

네 그렇습니다. Build up cap 자체는 주위가 모두 공기일 경우에 정확한 측정을 위하여 쓰이지요, 물속에서 측정하는 것은 이미 Build up cap을 사용했다고 보시면 됩니다.

문제의 유형
- Build up cap을 이용하여 측정이 필요하지 않는 조건은?
- 콜리메이터(혹은 팬텀) 산란인자의 정의는?

정답-
Build up cap

5. TF

- 음영반 인자(Tray Factor)
- 이 인자는 광자선치료 시 블록을 올려놓는 아크릴로 된 음영반(tray)를 사용함에 따라 감약되는 것을 보상해주는 계수입니다.
- 당연히 사용하면 감약이 되기 때문에 환자에게 정확한 선량을 전달하기 위해선 보상을 해주어야겠지요.
- 따라서 TF는 음영반을 **사용하지 않는 것**에 비해
  사용하면 방사선이 얼마정도 감약되는지를 나타냅니다.
- 에너지가 강할수록 투과력이 높아지기 때문에 그 값은 (   )에 근접합니다.
  (참고로 1은 사용하지 않을 때의 계수입니다.)
  예) 4MV - 0.965, 6MV - 0.970, 15MV - 0.980

$$Tray_{factor} = \frac{output_{with...tray}}{output_{open}}$$

6. WF

- 쐐기인자(Wedge Factor)
- 이 인자는 광자선치료 시 쐐기필터을 사용함에 따라 감약되는 것을 보상해주는 계수입니다. 당연히 사용하면 감약이 되기 때문에 환자에게 정확한 선량을 전달하기 위해선 감약된 만큼 보상해합니다.
- 이 인자도 TF와 마찬가지로 **쐐기필터를 사용하지 않는 것**에 비해
  사용하면 방사선이 얼마정도 감약되는지를 나타냅니다.

$$W_{factor} = \frac{output_{with...w}}{output_{open}}$$

- 쐐기필터 보정인자 측정의 기준깊이는 일반적으로 (   )cm가 적용되고 쐐기의 각도에 따라 달라집니다. 자세한 것은 치료보조기구에서 다루도록 하겠습니다.

7. OAR

- 축외선량비(Off Axis Ratio)
- 빔의 중심부와 조사야 가장자리의 선량차

8. SSDF, SADF

- 거리역자승 보정계수(Inverse Square Law)

Comment

- 음영반이 무엇이고 어떻게 생겼나요?

음영반은 쉽게 말해 엑스선치료 시에 블록을 고정하는 아크릴로 된 선반이랍니다. 물론 블록도 고정하는 역할을 하지만 조직보상 여과판을 고정할 때도 쓰이지요. 예전에는 두께가 1cm 정도였는데 현재에는 0.5cm도 제작이 됩니다. 두께가 얇아졌다는 얘기는 음영반 때문에 선질이 감약되는 정도가 작아진다는 의미가 되겠지요. 참고로 블록과 조직보상여과판을 사용하지 않는 경우는 1로 합니다. 아래와 같은 모양입니다.

(Gantry 머리부분에 음영반이 장착된 모습, 원으로 표시된 부분이 음영반)

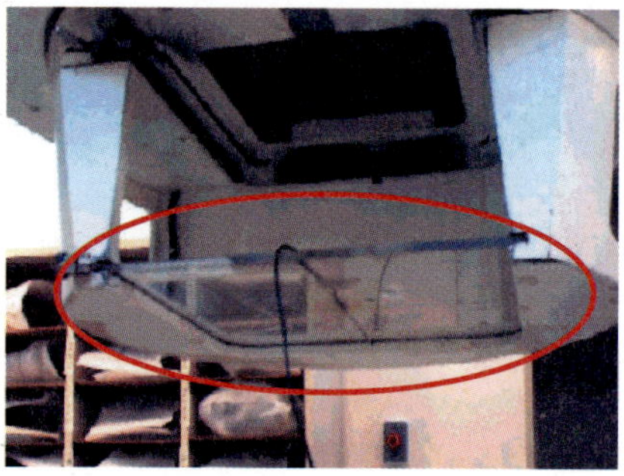

- 여러 가지 인자들이 많이 있는데 이러한 인자를 모두 환자 선량을 계산할 때마다 측정을 하여야 하나요?

환자가 올 때마다 그러한 측정을 계속한다면 정말 힘이 듭니다.

지금까지 설명한 것은 장비가 설치되거나 새로운 두께를 가진 음영반을 구입했을 때 혹은 쐐기필터를 새로 구매했을 때 측정하여 데이터를 확보해 놓는 것입니다. 다음에 설명해 드릴 여러 가지 인자들도 마찬가지입니다. 보통 교과서 뒷부분에 복잡하게 나온 표가 있는데 이 표가 의미하는 것이 이러한 인자를 측정해서 나온 결과입니다. 그 장비의 특성이기 때문에 장비마다 조금씩 다릅니다. 따라서 우리는 여러 가지 인자들이 갖는 의미를 파악하는 것이 중요합니다.

문제의 유형
- 방사선의 에너지가 증가할수록 TF는 어떠한 값에 가까워지는가?
- 쐐기인자를 측정할 경우에 측정의 기준깊이(cm)로 옳은 것은?

정답-
1, 10

9. 공중선량(Da, air dose)

- 선속중심선상에서 어느 한 점의 공기 중의 선량
- 1차선만 측정한 것으로 (　　　)이라고 함.

10. 표면선량(Ds, surface or skin dose)

- 광자선이 물질 속으로 입사할 때 입사 표면에서 흡수되는 선량을 의미
- 피부면에서는 1차선과 후방산란선(Db)이 측정되므로
  $D_s = D_a + D_b$ 으로 구할 수 있음
- ★ 표면선량이 증가하는 요인은
  1. 광자에너지가 (　　　　)
  2. 조사야 크기가 (　　　　)
  3. SSD가 (　　　　)
  4. Filter의 원자번호가 (　　　　)
  5. Filter의 두께가 (　　　　)수록

  표면선량이 증가함
- 따라서 피부를 보호(피부보효효과, SSE(skin sparing effect)하기 위해서는 방사선에너지를 (　　　　　)함

11. 최대선량(Dmax, maximum dose)

- 방사선을 인체 내에 조사할 때 인체 내의 빔 중심축 상에서 가장 큰 흡수선량
- 낮은 에너지의 경우: 2차전자의 비정이 짧아서 (　　　　)에서 최대값을 가짐
- 높은 에너지의 경우: 표면에서 높은 에너지를 가진 2차전자를 발생시키므로 최대선량은 표면에서 약간 깊은 지점에 위치함
  ☞ 이러한 효과를 (　　　　　　　　)라고 함
- (　　　　) 에너지를 기준으로 그 이하는 표면에 최대선량이 형성

12. 산란계수(Scatter Factor)

- 엑스선의 에너지가 낮으면 (   ) 산란이 많이 생기고
- 엑스선의 에너지가 높아질수록 (   ) 산란이 많이 발생함
- 따라서 후방산란계수(BSF, back scatter factor)는 최대선량과 같은 지점에서의 공중선량을 의미하므로 이는 400KV를 기준으로 나뉘어 질수 있음

$$400KV\text{이하} : BSF = \frac{D_s}{D_a} , \quad 400KV\text{이상} : BSF = \frac{D_{\max}}{D_a}$$

Comment

- 공중선량, 표면선량, 최대선량을 그림으로 표현해 주세요?

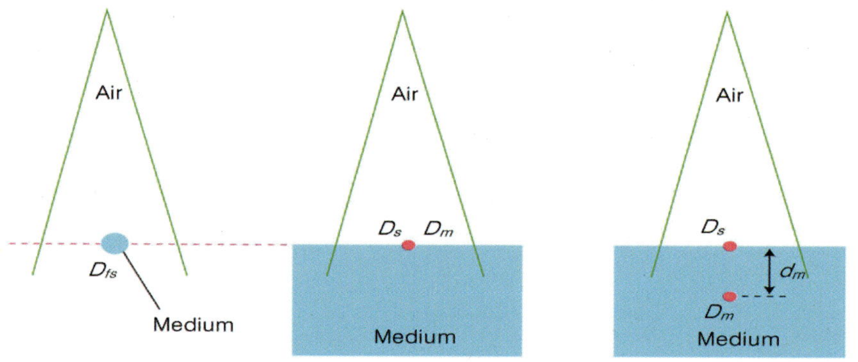

[A] 공중선량 (D_{fs}) [B] 표면선량 (D_s)(<400kV) [C] 최대선량 (D_m)(<400kV)

- Build up에 대해 자세히 설명해 주세요.

Build up이란 방사선의 에너지가 높게 되면 표면 선량보다도 표면에서 깊이 들어갈수록 선량이 증가되어 어느 지점에서 최대선량이 됩니다. 이 현상이 Build up 현상이라고 합니다.

☞ 방사선의 종류와 에너지에 따른 수중에서의 Build Up 깊이

방 사 선	수중 깊이(Cm)	방 사 선	수중 깊이(Cm)
^{137}Cs	0.15	15 MV X선	3.0
^{60}Co	0.5	20 MV X선	4.0
4 MV X선	1.0	30 MV X선	5.0
6 MV X선	1.5	8 MeV 전자선	1.5
8 MV X선	2.0	10 MeV 전자선	2.0
10 MV X선	2.5	12 MeV 전자선	2.5

Build Up 깊이를 보시면 엑스선은 약 '에너지/4' 의 값을 보이고 전자선은 '에너지/5'의 값을 보입니다. 쉽게 외울 수 있습니다.

문제의 유형
- 표면선량의 증가요인(혹은 감소요인) 인 것은?
- Build up 효과로 옳은 것은?
- 8MV와 같은 Build up 깊이를 가지는 전자선의 에너지는?

정답- 입사선량, 작을수록, 클수록, 클수록, 작을수록, 얇을수록, 증가시켜야, 표면, Build up 효과, 400KV, 후방, 전방

13. 후방산란계수(BSF, back scatter factor)

- ★ 후방산란계수 좌우인자
  1. 선질 → (　　)할 경우 감소
  2. 조사야 → (　　) 경우 감소
  3. 피사체의 두께 → (　　)수록 감소

  에 따라 변화한다.

  [주의. (　　)에 따른 변화는 없다.]

Energy	D_{max}	Scatter Factor
400KV 이하	표면선량(Ds)	후방산란계수 (BSF, back scatter factor)
400KV = BSF_{max}(선질: HVL = 0.6 mmCu)		
400KV 이상	Build up 깊이에서 심부선량	최대산란계수 (PSF, peak scatter factor)

14. 심부선량(Dd, Depth dose)

- 심부의 선량은 여러 가지 정의로 분류됨

1. (　　　　) : 종양체적의 중심에 전달되는 선량
2. (　　　　) : 종양을 제외한 주변 정상조직(or 장기)에 전달되는 흡수선량
3. (　　　　) : 피사체의 어느 부분에 있어서 직접 작용하는 1차선+2차선
4. (　　　　) : 하나의 Beam에 있어서 최대선량지점에 전달되는 흡수선량
5. (　　　　) : 어떤 기준점의 특정 흡수선량에 대한 다른 위치의 상대적 흡수선량

- 빔 중심축상에 따른 심부선량의 변화를 정의하는 목적으로 사용되는 양
1. PDD(Percentage Depth Dose, %DD)
2. TAR(Tissue Air Ratio)
3. TPR(Tissue Phantom Ratio)
4. TMR(Tissue Maximum Ratio)

- ★ 심부선량을 변화시킬 수 있는 요인
1. 방사선의 에너지
2. 조사야의 크기 및 형태
3. SSD
4. 필터의 재질 및 원자번호
5. 입사각도
6. 피사체의 크기, 표면형태, 불균질부 등 환자측 인자
7. Bolus 및 조직보상여과판 등 치료부속기자재의 사용

Comment

- 후방산란계수 좌우인자에 대해 설명해 주세요.

방사선 선질, 혹은 에너지가 증가하면 후방산란보다는 전방산란이 증가하게 되겠지요. 따라서 선질이 증가하면 후방산란계수는 감소합니다. 또한 조사야가 작아지게 되면 산란선이 발생될 확률이 적어지지요. 조사면이 작아지니까 따라서 조사야가 작아지면 후방산란계수는 감소합니다.

피사체의 두께가 감소하거나 피사체를 구성하는 물질의 원자번호가 감소하면 상호작용으로 2차전자가 발생할 가능성이 작아집니다. 따라서 후방산란계수는 감소하게 됩니다. 여기서 주의해야 할 점은, SSD나 조사시간, 선량에 따라 변화하지는 않는 다는 것입니다.

- 너무 많고 복잡한 것 같아요. 가장 중요한 것이 무엇인가요?

여러 가지 인자 중에 가장 중요한 것은 심부선량 증가 및 감소요인이 가장 중요합니다. 표로 정리해 봅시다.

증가 요인	감소 요인
방사선 에너지가 클 때	방사선 에너지가 낮을 때
조사야가 클 때	조사야가 작을 때, 장방형일 때
SSD가 클 때	SSD가 작을 때
필터의 원자번호가 높을 때	필터의 원자번호가 낮을 때
필터가 두꺼울 때	필터가 얇을 때

문제의 유형
- 후방산란계수를 좌우하는 인자는?
- 후방산란계수를 증가하는 요인은?
- 심부선량을 증가(혹은 감소)시키는 요인은?
- 심부선량의 변화를 정의하는 목적으로 사용되는 것은?

정답- 증가, 작을, 얇을, SSD, 종양선량(tumor dose), 조직선량(tissue dose), 작용선량(active dose), Given dose, 규격화 선량(normalize dose),

15. 심부선량 백분율(Percent Depth Dose, PDD, %DD)

- 심부선량 백분율이란 SSD가 일정한 상태에서 깊이에 따른 선량분포를 나타내는 측정량으로 중심축상의 기준점 깊이(dr, reference depth) 또는 최대선량 깊이(d_m)에서의 최대선량(D_{max})에 대한 어느 깊이에서의 흡수선량(D_d)을 백분율로 나타낸 것임.

$$400\text{kV 이하 : } PDD = \frac{D_d}{D_s} \times 100(\%)$$

$$400\text{kV이상 : } PDD = \frac{D_d}{D_m} \times 100(\%)$$

- 심부선량 백분율(PDD) 좌우 인자에 대한 의존성
  1. 선질(에너지) : 에너지가 (　　　)할 경우 → PDD 증가
  2. 조사야 크기 : 조사야가 (　　　) 경우 → PDD 증가
  3. 조사야 형태 : 조사야가 (　　　)인 경우 → PDD 증가
  4. SSD : (　　　)한 경우 → PDD 증가
  5. 깊이 : (　　　)한 경우 → PDD 증가
  6. 필터의 두께나 원자번호 : (　　　)한 경우 → PDD 증가

  [주의 : 선량, 선량률, 조사시간과 관계없음]

16. 조직공중선량비(TAR, Tissue Air Ratio)

- '조직선량과 공중선량의 비'
- 조직의 흡수선량을 그 위치의 공중선량으로 나눈 값으로 정의

$$TAR(d, r_d) = \frac{D(d, r_d)}{D_{fs}(r_d)}$$

- TAR은 선원으로부터의 (　　　)에 영향을 받지 않음
- 방사선의 종류, 에너지, 깊이 조사야에 따라 변화됨.
- 최대선량 깊이에서 최대를 형성하며, 그 이후에는 지수함수적으로 감소함

17. 조직-팬텀 선량비(TPR, Tissue Phantom Ratio)와 조직-최대 선량비(TMR, Tissue Maximum Ratio)

- TPR은 팬텀 내의 어느 지점의 선량과 고정된 기준점의 깊이의 선량과의 비

$$TPR = \frac{\text{팬텀 내의 어느 지점에서의 선량}}{\text{기준점 깊이에서의 선량}}$$

- TMR : TPR에서 팬텀 내의 어느 지점 선량과 최대선량이 되는 기준점 깊이 선량과의 비

$$TMR = \frac{D_t}{D_m} = \frac{\text{조직선량}}{\text{최대선량}}$$

Comment

- 심부선량 백분율에서 중요한 점은 무엇인가요?

국가고시 1차 준비를 위해서 PDD변화요인(증가요인 혹은 감소요인)에 대해 완벽하게 이해를 하여야 합니다. 또한, 영상문제가 출제되는 2차 국가고시 문제를 위해선 그러한 의존성을 그래프로도 알고 있어야겠지요.

아래를 참고 하세요

그림 및 그래프, 설명

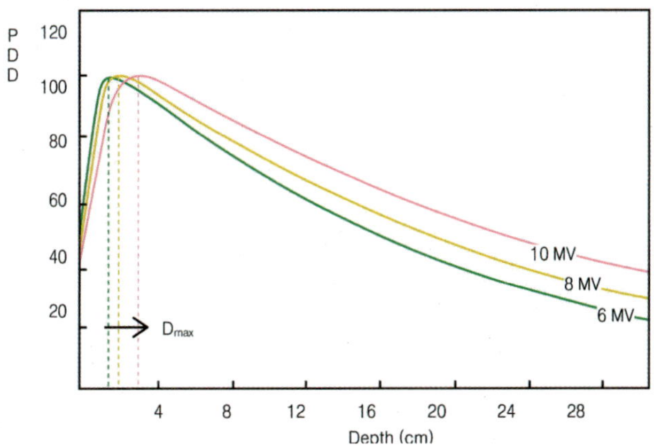

에너지에 따른 심부선량 백분율 곡선의 변화입니다.
에너지가 다르므로 최대선량지점이 다른 것이 확인되죠?

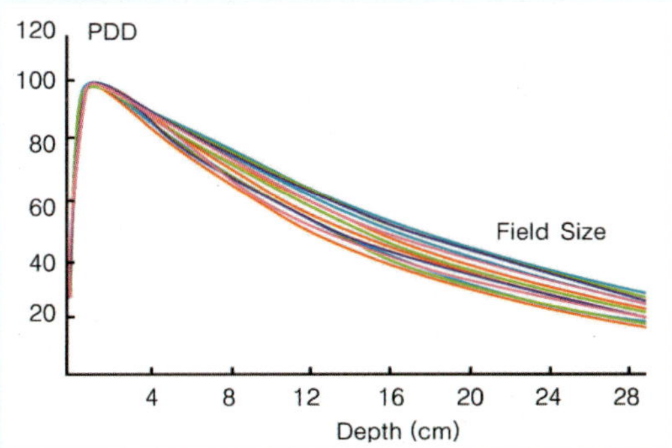

조사야의 변화에 따른 심부선량 백분율 곡선의 변화입니다.

얼핏 보면 위에 있는 것과 구별이 되지 않지만 자세히 살펴보면 Build up 깊이가 동일하다는 것을 알 수 있지요.

따라서 조사야를 조절한 것이라고 확인 할 수 있습니다.

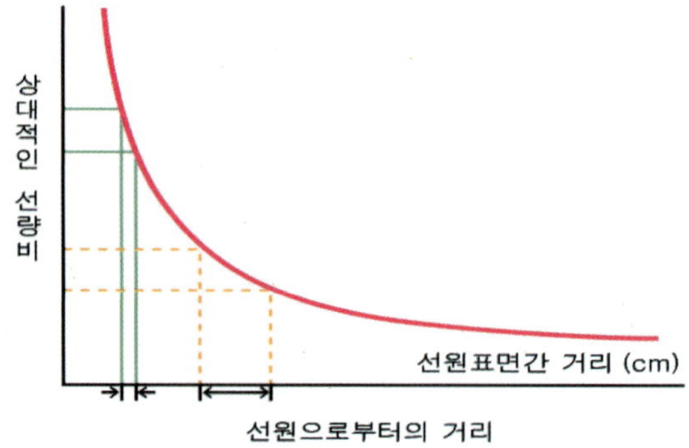

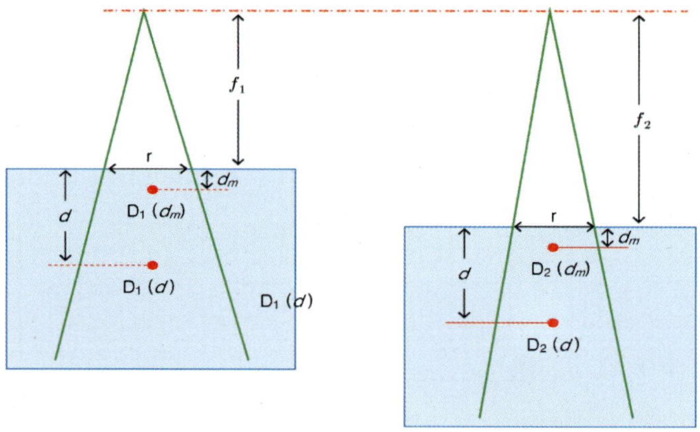

[A] SSD=f_1 [B] SSD=f_2 (SSD 증가)

SSD에 대한 의존성을 나타내는 그래프입니다.

SSD가 증가하면 PDD는 증가합니다. 이의 증명은 Mayneord F Factor 라고 합니다. 즉, Mayneord F Factor는 SSD의 변화에 따른 PDD변화를 나타내는 용어가 되지요.

문제의 유형

- 심부선량 백분율를 증가시키는 요인은?
- 최대선량지점에 선량이 200 cGy 일 경우 조직의 선량은?(단, TMR은 0.8)

정답-

증가, 클, 부정형, 증가, 감소, 증가, 거리

18. 적분선량(용적선량, Integral Dose, Volume Dose)

- 방사선이 통과한 전체 용적에 부여된 총 에너지
- 방사선치료 시 인체의 정상조직과 비정상조직이 받는 모든 선량
- 적분선량의 단위: (　　　)
- 엑스선 에너지에 따른 용적선량의 비교

엑스선	E ↑	용적선량 ↓
	E ↓	용적선량 ↑

- 엑스선 에너지가 클수록 용적선량이 작아짐
  일반적으로 용적선량이 작은 고에너지 엑스선으로 치료해야 효과가 좋음
- 전자선은 엑스선과 반대로 에너지가 클수록 비정이 깊기 때문에 용적선량이 큼

19. 적분선량비(용적선량비, Integral Dose Ratio)

- 종양조직의 용적선량과 정상조직의 용적선량의 비
- 용적선량비가 (　　　)수록 치료에 유효

$$용적선량비 = \frac{종양조직의\ 용적선량}{정상조직의\ 용적선량}$$

Comment

- 엑스선의 적분선량이 작아지게 하는 다른 조건이 있나요?

엑스선의 적분선량이 작아지려면 일단 엑스선 에너지가 커야 합니다. 투과율이 높아지기 때문입니다. 환자 두께가 작아지면 g·cGy에서 g값이 작아지므로 작아집니다. 그리고 조사면이 작아지면 g 값이 작아지겠지요. 반음영도 마찬가지입니다. 또한 큰 에너지를 가진 엑스선일수록 표면선량이 감소하게 됩니다. 결과적으로

- 엑스선의 용적선량 ↓
  - · 에너지 ↑
  - · 피사체 두께 ↓
  - · 조사면 ↓
  - · 반음영 ↓
  - · 표면선량 ↓ 때 용적선량이 작아집니다.

적분선량은 광자선 에너지에 따른 조직에 전달되는 총 에너지를 예상할 수 있으므로 치료계획 시 에너지의 선택에 유용한 자료가 됩니다.

문제의 유형
- 적분선량의 단위는?
- 적분선량을 증가하는 요인으로 옳은 것은?
- 엑스선 중 적분선량이 가장 작은 것은?

정답-
g·cGy(혹은 kg·Gy), 작을

★ 심부선량과 심부선량 백분율

1. 심부선량(depth dose, D_d)
   - 광자선에 대한 흡수선량은 팬텀 속의 빌드업 깊이(build-up depth) 이후에서 대부분 지수함수적으로 감소하며, 선량분포에 영향을 미치는 중요한 기하학적 인자는 선원-표면간거리(SSD) 이다.
   - SSD 증가에 따라 팬텀 속 심부선량은 거리제곱에 감소하고, 조사면 크기가 증가할수록 선량은 증가한다.
2. 심부선량백분율(percentage depth dose , PDD)
   - 에너지가 증가할수록, 조사야가 크고 부정형 일 경우, SSD 증가할수록, 깊이가 증가할수록, 필터의 두께가 증가하거나 원자번호가 증가하면 PDD는 증가한다.

   *** 심부선량과 심부선량 백분율 관계**
   - SSD가 증가되면 PDD는 증가하는데, 그 이유는 광자 플루언스는 거리의 제곱에 반비례해서 감소하지만, PDD는 최대선량에 대한 어느 심부깊이의 상대적인 비율이다.
   - 한 점에 실제 도달하는 흡수선량은 SSD가 증가할수록 감소하더라도 최대선량에 대한 상대적인 선량인 PDD는 SSD가 증가할수록 증가한다.

★ 용적선량(volume does)

용적선량 (Volume Dose)의 비교			
① 에너지 종류	엑스선 6MV	〉	전자선 6MeV
② 에너지 크기	엑스선 6MV	〉	엑스선 10MV
③ 전자선일 경우	전자선 6MeV	〈	전자선 10MeV

memo

memo

05 CHAPTER 선량과 시간의 분할치료

본 장은 방사선치료를 함에 있어서 분할조사란 무엇이고 분할조사를 하는 이유가 무엇인지 또한, 그 종류는 어떠한 것들이 있으며 분할조사를 하면 생물학적으로 어떠한 효과가 발생되는지 학습하도록 한다.

제 5 장의 Must Have Item

☞ 분할조사란 무엇인지 설명할 수 있다.
☞ 분할조사의 종류와 특징을 설명할 수 있다.
☞ 분할조사를 하는 경우 생물학적 변화를 설명할 수 있다.

1. 분할조사

- 환자에게 부여되는 총 선량을 일정선량으로 나누어 부여하는 것
- 목적 : 정상조직의 (　　　)을 유도하기 위함
- 분할조사란 (　　　　　) 선량분포에 의한 방법임

2. 선량, 조사간격에 의한 구분

1. (　　　　　　): 외조사 치료법의 일반적 표준조사법
2. (　　　　　　): 개창하여 병소를 들어내고 1회 조사하는 방법
3. 다분할 조사법(Multiple Fractionation)
   ① (　　　　　　　): 1회 선량을 줄이고 총선량을 증가시키는 방법으로 치료가능비(TR)을 향상
   ② (　　　　　　　): 1회 선량을 2 Gy로 전체 치료기간을 단축
   ③ (　　　　　　　): 1회 선량을 1.5~1.6Gy로 조사하는 방법 급성반응을 예방하기 위해 치료 중 1~2주 휴지기간을 둠

3. 4R

- 분할조사에서 생물학적 효과를 나타내는 인자

1. (　　　　　　　)　　　　2. (　　　　　　　)
3. (　　　　　　　)　　　　4. (　　　　　　　)

Comment

- 분할조사를 꼭 해야 하나요?

종양조직만 없애려면 분할조사 하지 않고 일회에 고선량을 부여하면 됩니다. 하지만 그렇게 하면 주변에 있는 정상조직도 같이 파괴됩니다. 따라서 정상조직과 종양조직의 생존률 차이를 이용하여 종양조직만 제거하고 정상조직은 살리기 위해서 분할 조사를 합니다.

하지만, 모든 경우 분할 조사를 하는 것은 아닙니다.

수술 중 방사선조사를 할 때는 환자가 개복을 하였을 경우만 하기 때문에 '일회조사'를 하고, 감마나이프(Gamma knife)치료를 할 때에도 고선량을 일회조사합니다.

- 분할조사 하면 치료가능비(TR)가 변화하나요?

네 그렇습니다. 치료가능비 내용을 다시 살펴보면 정상조직 내용선량을 높이기 위해서 적절한 시간적 선량분포를 적용해야 한다는 내용이 있는데, 바로 그 내용이 적합하게 분할 조사를 한다는 내용입니다.

- 4R에 대해 설명해 주세요.

방사선생물학적 효과인자라고 합니다. 분할조사를 할 경우에 방사선조사와 조사 사이 시간간격이 생기게 되는데 그 때 종양 및 정상조직에서 나타나는 현상입니다. 먼저 회복(혹은 수복)은 방사선조사 후 준치사장해(SLD)가 Elkind 회복을 하는 것입니다. 재산소화는 저산소세포(암세포)가 산소를 공급받아 산소화세포로 되는 것을 말하고 재분포는 세포주기 상에 세포들이 재정열하는 것입니다. 마지막으로 재증식은 살아남은 세포들이 세포분열을 통해서 늘어나는 것을 말합니다.

문제의 유형

- 시간적 선량분포에 의한 조사방법은?
- 분할조사를 하는 이유는?
- 4R에 포함 되지 않은 것은?

정답 – 장해회복, 시간적, 단순분할조사법, 수술 중 조사법, 다수회 분할조사법, 가속분할조사법, 가속다수회 분할조사법, 재회복, 재산소화, 재분포, 재증식

memo

memo

06 CHAPTER 공간적 조사방법과 선량분포

본 장은 정상조직을 피해가면서 종양조직만을 조사하는 방법을 배우는 부분으로 병변에 따른 대표적인 조사방법을 학습하는 것이 가장 중요하다.
내용이 많지만 방사선치료분야에서 중요한 부분을 차지하고 있고 국가시험에서도 1차는 물론 2차에서도 그 비중이 높다. 열심히 학습해주기 바란다.

제 6 장의 Must Have Item

☞ 고에너지 엑스선의 특징을 설명할 수 있다.
☞ 엑스선과 전자선의 등선량분포를 구분할 수 있다.
☞ 등선량분포와 영향인자를 이해할 수 있다.
☞ 50%와 90%의 조사야를 구분하여 설명할 수 있다.
☞ 고정조사법의 종류와 병변을 설명할 수 있다.

1) 1문조사
2) 2문조사(대향, 사방향, 직각, 접선)
3) 3문조사
4) 4문조사(다이아몬드, 나비모양)
5) 맨틀조사(Mantle Field Technique)
6) 이동띠조사(Moving Strip Field Technique)

☞ 운동조사법의 종류와 병변을 설명할 수 있다.

1) 진자조사(arc technique)
2) 회전조사(rotation technique)
3) 외곽조사(shell technique)

☞ 특수기법의 종류와 병변을 설명할 수 있다.

1) 다문마이크로빔조사법(multiple microbeam technique)
2) 원체조사법
3) Hollow out technique
4) Dynamic 조사법

1. 고에너지 엑스선의 특징

- 심부선량률이 (   )
- (   )현상이 있어서 최대선량지점이 심부에 위치함
- 높은 선량률을 가지고 있음
- (   ) 보호효과가 있음
- 조사야를 (   ) 설정할 수 있음
- (   ) 선원의 크기를 가질 수 있어 반음영이 작음
- 장치를 가동하지 않으면 피폭이 없음
- 선량 (   )가 불안정
- (   )이 불안정
- 고장에 대한 수리, 교정이 어려움
- (   )산란이 적고, (   )산란이 많음

2. 엑스선과 전자선의 등선량분포

- 엑스선은 전자선에 비하여 (   )산란이 많으며 (   )산란이 적음

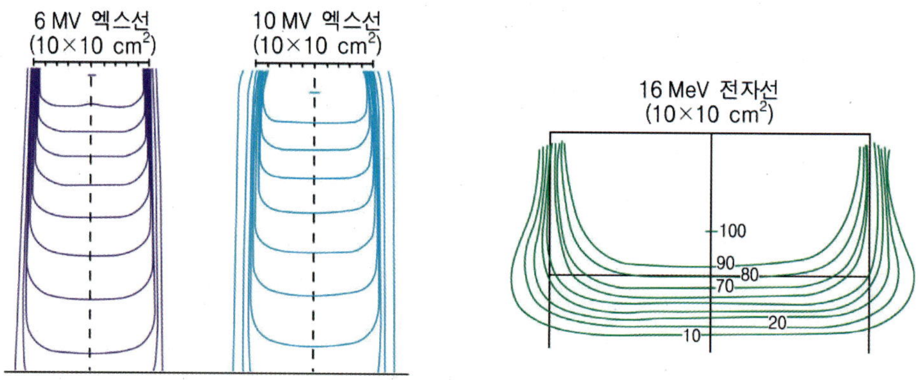

3. 등선량분포와 영향인자

- **등선량분포란?**

· 기준점의 선량(최대선량)에 대해서 각 지점의 흡수선량을 %로 나타내어 일정간격 (　)%으로 그린 곡선

- **등선량 곡선의 측정**

· Water Phantom(물팬텀)과 Ion chamber(이온전리함)을 이용하여 측정

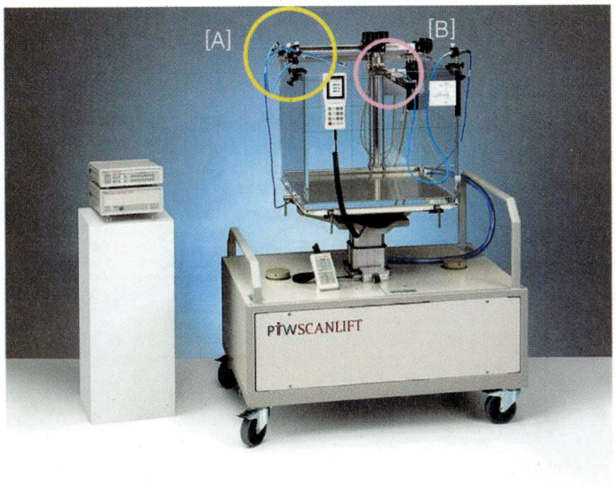

[A] 측정용 전리함, [B] 모니터 전리함

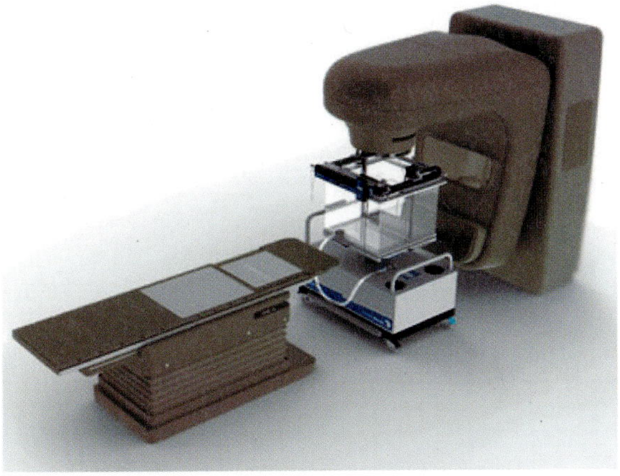

[C] 3차원 물 팬텀을 이용한 등선량분포 측정

Comment

- 고에너지 엑스선의 특징에 대해 자세히 설명해 주세요.

고에너지 엑스선은 전자선보다 심부선량률이 높은 선량률을 가지고 있습니다. 고에너지는 1MV이상의 에너지를 기준으로 나뉘어지기 때문에 Build up을 가지고 있어서 최대선량지점이 심부에 생깁니다. 에너지가 높기 때문에 광전흡수보다는 컴프톤효과나 전자쌍생성이 일어나서 원자번호에 의존하지 않아 뼈흡수율이 작습니다. 따라서 뼈를 보호할 수 있습니다. 전자선이 타깃과 충돌하는 면적이 작기 때문에 초점이 작아 반음영이 작습니다. 또한 장치를 가동하지 않으면 피폭에 우려가 없지요. 고에너지이기 때문에 전방산란이 많고 측방산란이 작습니다.

반면에 장치에 공급되는 주파수가 불안정하면 출력이 불안정할 수 있고 생성된 방사선의 평탄도나 대칭도가 양호하지 않을 수 있습니다. 또한 동위원소를 이용한 치료보다 의료용가속기가 복잡하여 고장이 발생했을 때 수리가 어렵고 교정이 어렵습니다.

- 여러 종류의 등선량분포도를 보고 싶어요.

광자선의 선량분포도

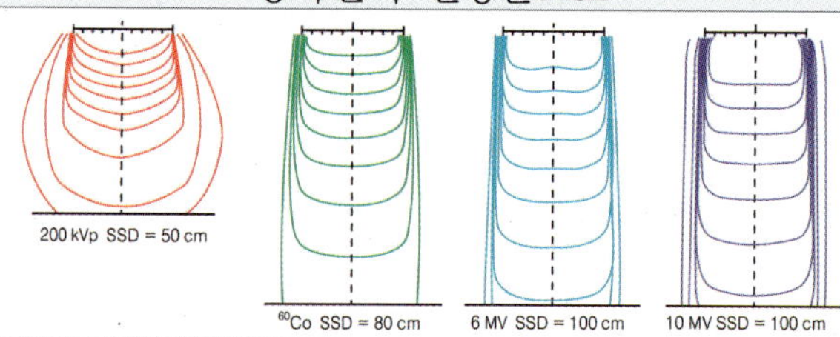

전자선의 선량분포

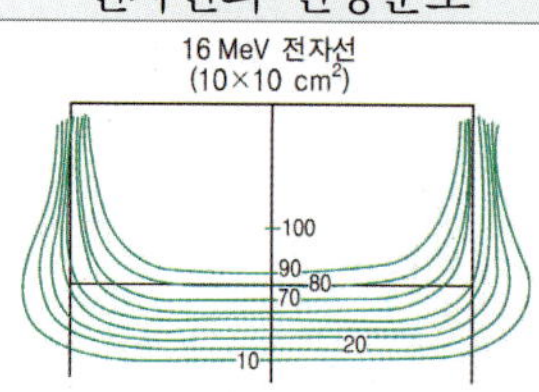

동위원소의 선량분포

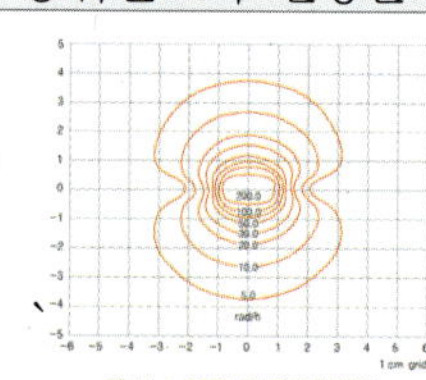

문제의 유형

- 고에너지 엑스선의 특징은?
- 어떤 방사선의 선량분포곡선인가?
- 등선량분포의 정의로 옳은 것은?

정답-
큼, Build up, Bone, 넓게, 작은, 평탄도, 출력, 측방, 전방, 전방, 측방, 10

- 등선량분포의 영향인자
  1) 선질
  2) 선원의 크기
  3) SSD(Source - Surface Distance)
  4) SDD(Source - Diaphragm Distance)
  5) 콜리메이터와 선속평탄여과판
  6) 입사각도
  7) 방사선의 종류
  [주의 : 선량, 선량률, 조사시간, 주변환경에 변화 없음]

4. 50%와 90%의 조사야

- 조사야를 정할 때 반음영을 언급하지 않을 수 없음
- 일반적으로 반음영은 작을수록 좋음
- 기하학적 반음영 관련 인자
  1. 선원의 크기
  2. SDD
  3. SSD

☞ 선원의 크기가 (   ), SSD가 (   ) Collimator가 밑으로 내려갈수록 반음영은 감소함

90% 조사야	50% 조사야
기하학적 본영	기하학적 조사야
	일반적으로 많이 사용
· 조사야 가장자리 선량: ( )% · 조사야 내 선량: ( ) · 조사야 이외의 피폭: ( ). · 연결부 선량 : ( )	· 조사야 가장자리 선량: ( )% · 기하학적 본영보다 큼 · 조사야 이외 피폭 : 90% 조사야보다 작다. · 연결부 선량 : ( )

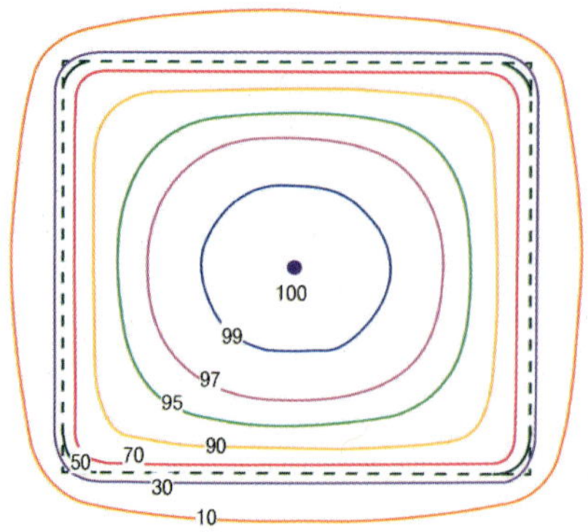

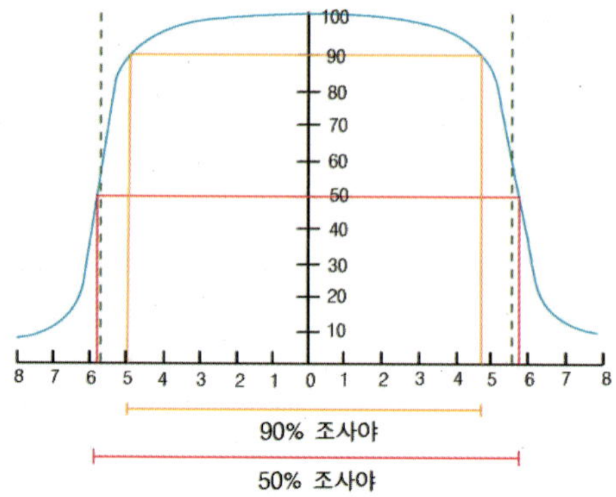

Comment

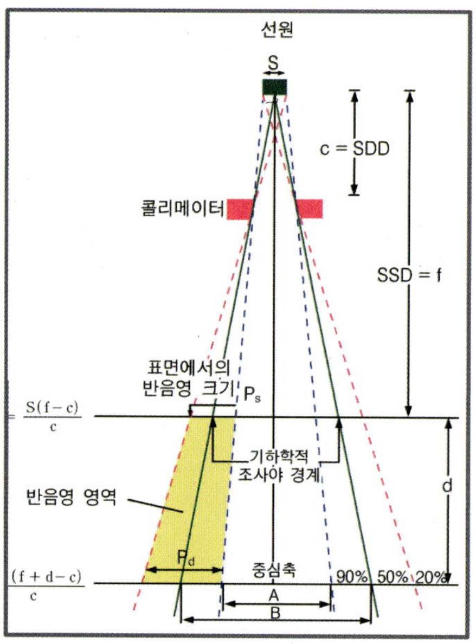

- 반음영의 범위는 무엇인가요?

그림을 보면 알 수 있듯이 반음영은 일반적으로 20% 등선량곡선에서부터 90% 등선량곡선까지의 거리를 반음영이라고 합니다.

반음영이 작으면 좀 더 뚜렷한 경계를 가질 수 있기 때문에 조사야의 구분이 명확해 집니다.

- 반음영의 종류는 어떤 것들이 있지요?

- 기하학적 반음영 (Geometrical Penumbra)
- 물리적 반음영 (Physical Penumbra)
- 투과반음영 (Transmission Penumbra)

- 표면에서 반음영을 구하는 법을 알려주세요.

아래와 같습니다.

$$표면에서의\ 반음영\ 크기(Ps) = \frac{선원크기 \times (SSD - SDD)}{선원 - SDD}$$

$$d\ Cm\ 길이에서의\ 반음영의\ 크기(Ps) = \frac{선원크기 \times (SSD + 깊이 - SDD)}{선원 - SDD}$$

- 왜 50% 등선량곡선이 나타나는 조사야를 일반적으로 쓰나요?

방사선치료를 할 때 조사할 부위가 커서 조사야를 둘로 나누어 조사할 경우 두 개의 조사야가 인접하게 되는데 만약 90% 조사야로 인접하게 되면 인접부위는 180%의 과선량을 받습니다. 하지만 50% 조사야를 기준으로 인접하면 연결부위 선량이 100%가 되어 과선량 받지 않습니다. 또한 50%조사야는 조사야 밖의 정상조직이 적은 선량을 받아 피폭이 적습니다. 따라서 50% 조사야를 주로 사용합니다.

문제의 유형

- 등선량 분포의 영향인자는 무엇인가요?
- 50% 조사야에 대한 설명으로 옳은 것은?
- 반음영 그림에서 표면에 나타나는 반음영 크기(cm)는?

정답-

작고, 작으며, 90, 50, 균등, 많다, 과선량, 균등

5. 고정조사법의 종류

1) 1문조사

- 한 방향에서 조사
- 표재성 치료
- **치료병변: (　　　)**
- 주로 전자선 치료를 함(광자선 치료도 함)
  (종양이 표면에 있으므로 투과력이 적은 전자선이 유용하게 사용됨)
- 단점: 큰 병소에 선량을 균등히 할 수 없고, 병소보다 깊은 조직에 많은 선량이 조사되어 장해를 일으킬 수 있음

2) 2문 조사 (대향, 직각, 접선)

- 방사선을 두 방향에서 조사하는 방법

① 대향 2문 조사법

- 심재성 병소
- **치료병변: (　　　), (　　　), (　　　), (　　　)**

- 장점
  1. (　　　　　　　)에 간결성과 재현성이 있음
  2. 종양에 균등한 선량을 부여할 수 있음
  3. Beam의 사입사 보다 기하학적 실수가 적음
- 단점
  종양 위·아래(or 좌·우)에 근접한 기관이나 정상조직에 과도한 선량이 부과됨
- 특징
  · 중심축상의 선량분포가 거의 평탄
  · 조사야 사이의 전체조직에 있어서 고선량으로 조사됨
  · 대향 2문조사시 에너지가 작을수록 표면선량은 (　　　)

② 직각 2문 조사법

- 편재성 병소
- 90도의 각도로 교차하는 방식
- **치료병변: (　　　)**
- 쐐기필터나 볼루스를 이용하여 조사하기도 함

③ 접선(절선, 접면) 2문 조사법

- 흉벽위나 표면으로 돌출된 종양에 사용
- 종양을 제거하면서 심부정상조직에 대한 장해를 줄이는 데 의의가 있음
- **치료병변: (　　　)**
- 쐐기필터나 볼루스를 이용하여 조사하기도 함

Comment

- 1, 2 문조사의 등선량 분포곡선을 보여주세요.

1문조사법

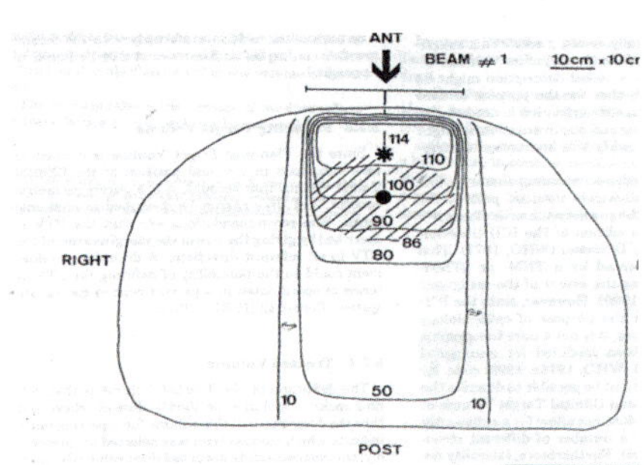

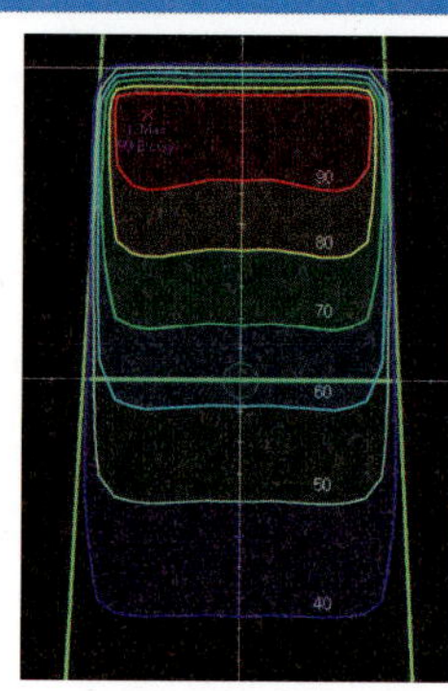

2문조사법

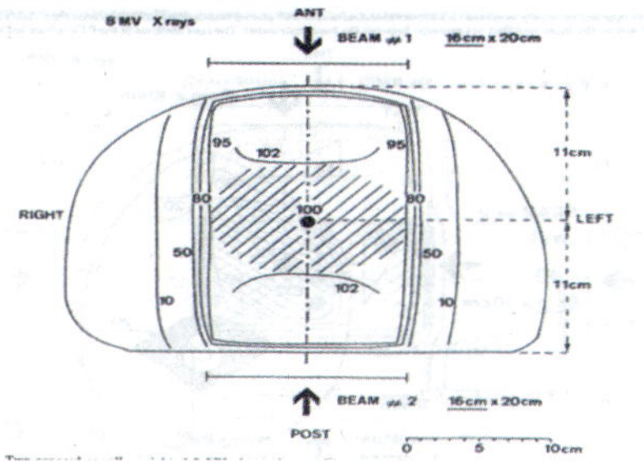

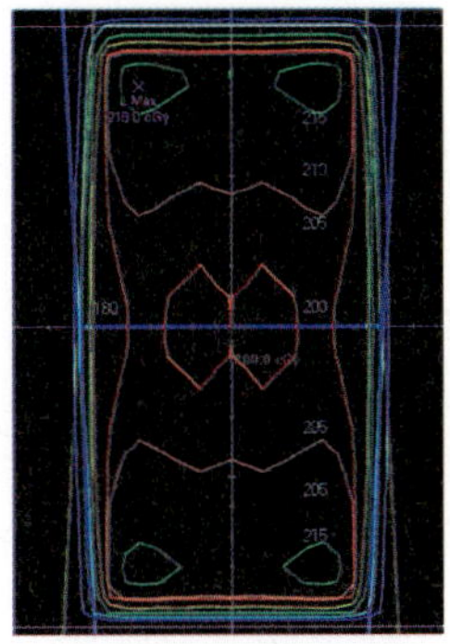

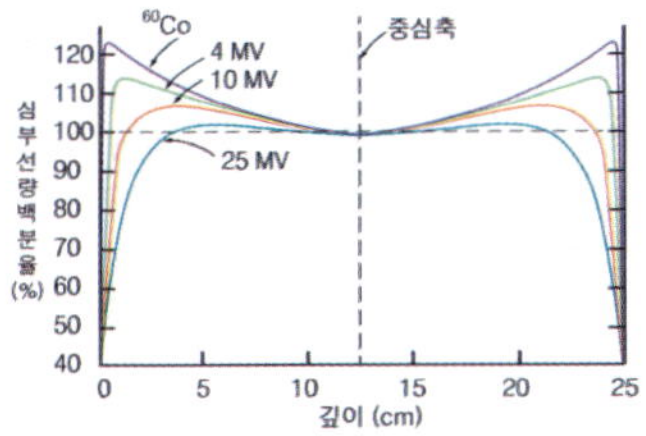

선질에 따른 양측 선량분포의 차이, 선량분포의 균일성

(두께 25cm, 조사야 10×10cm², SSD 100cm)

직각 2문조사법 / 쐐기필터 직각 2문조사법

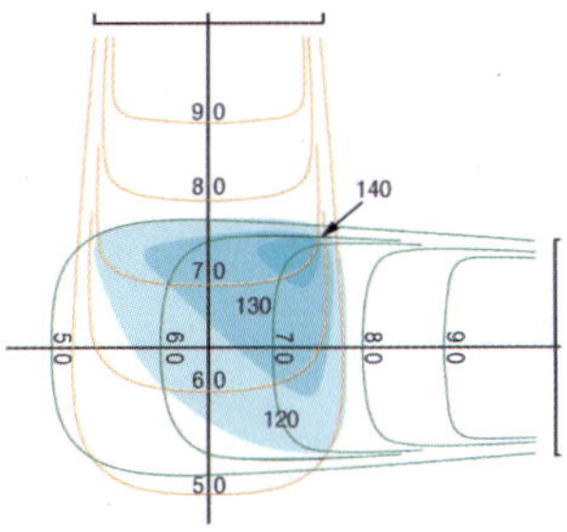

2문 직교조사의 선량분포의 불균등

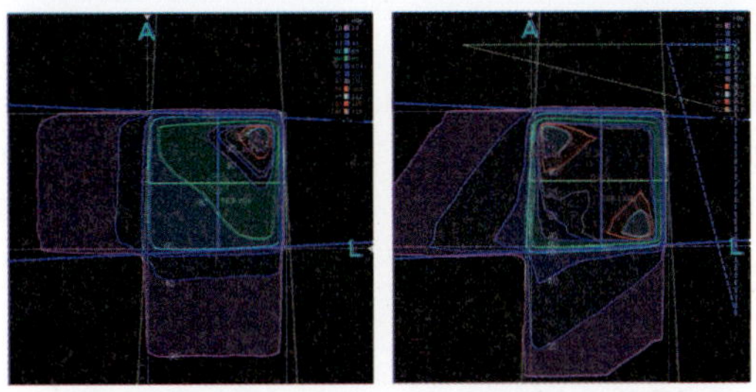

[A] 쐐기필터 미사용　　[B] 쐐기필터 (45°) 사용

쐐기필터 유무시 선량분포도(4 MV 엑스선, SSD=100cm, 10×10 cm²)

접선 2문조사법

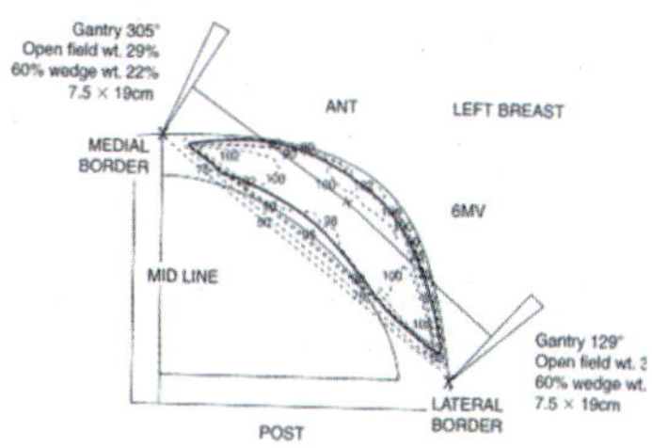

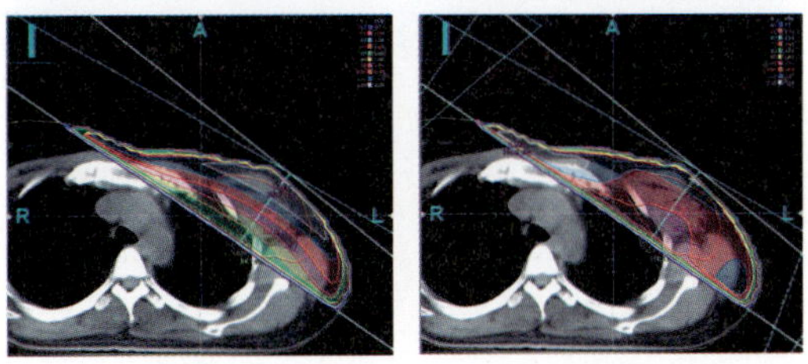

[A] 쐐기필터 미사용　　[B] 쐐기필터 (30°) 사용

접선조사 시 선량분포(유방 및 흉벽)

정답- 피부암, 두경부, 폐암, 흉복부, 가슴세로칸, 환자위치잡이(Set up), 증가, 상악암, 유방암

3) 3문 조사
- 3방향에서 방사선이 조사됨
- 병소 주위의 중요장기에 피폭되는 것을 피하기 위해 사용되는 조사법
- **치료병변:** ( ), ( )
  · 머리부분의 종양을 치료할 때는 안구를 보호: 역 T자형 조사야 사용
  · 직장암을 치료하기 위해서는
  소장의 피폭을 방지하기 위해 SBED나 Belly Board를 사용

4) 4문 조사(직교, 사방향)
- 4방향에서 조사
- **치료병변:** ( ), ( )
- 대각선식 4문조사의 형태 : Diamond 형, Butterfly 형의 선량분포를 가짐
  · 자궁경부암 환자의 외조사 방사선치료 시 방광, 곧창자, 엉덩관절 보호
  · 췌장암 치료 시에는 콩팥과 척수에 과선량이 부여되지 않게 주의
- Box형 4문조사

5) 맨틀조사(Mantle field technique)
- **치료병변:** ( )
- 윗몸(상반신)과 아랫몸(하반신)의 조사야가 다름
  · 상반신 - ( )라고 함
  Larynx, Lung, Shoulder Joint 차폐
  · 하반신 - ( )라고 함
  Hip Joint, Spinal cord 차폐

6) 이동띠조사(Moving strip field technique)
- **치료병변:** ( )
- 복부 전면과 후면에 Strip Field를 그려놓고 매일 이동시키면서 전면과 후면에 조사하는 방법
- 복부 전체에 균등한 선량분포
- 복부의 주요장기를 차폐해야 함
  · 간(Liver) - ( ) HVL
  · 콩팥(Kidney) - ( ) HVL로 보호

정답- 상악암, 직장암, 자궁경부암, 췌장암, 호지킨스림프종, 맨틀조사야(Mantle Field), 역Y자 조사야(Inverse Y Field), 복부전체에 퍼진 난소암(복강암), 1, 2

Comment

그렇다면 암세포가 정상조직에 생기면 정상조직과 다른 대사양상을 보일 수 있는데 어떤 특징을 가지고 있나요?

네, 생리·대사적인 측면에서 종양조직은 정상조직보다

1. 혈류가 충분하지 않습니다(새로운 신생조직이므로 모세혈관이 충분하게 생성되지 못했기 때문).
2. 영양상태가 나쁩니다(혈관이 부족해 영양공급이 전달되지 않아서입니다).
3. 산소가 부족하여 혐기적인 대사를 이루고
4. 젖산이 축적되어 pH가 낮아집니다.
5. 종양 내에 혈관분포가 정상조직과 달라집니다.
6. 산소 공급면에서 무산소세포, 저산소세포, 산소세포로 나뉘어지지요.
7. 괴사층도 생깁니다.
8, 산소, 혈류, 영양상태가 나쁘므로 새롭게 혈관을 만들어내지요.

6. 운동조사법

- 목　적 (다문조사의 목적과 동일)

선량을 종양에 집중하면서 동시에 표면이나 정상조직에는 방사선을 분산시켜 가능한 한 장해를 줄이는 것(종양조직 선량최대 정상조직 선량최소)

1) 진자조사(arc technique)

- 천재성, 심재성 병소
  - ☞ 진자조사 시 최대선량 중심과 회전중심 간의 거리는
    - · 진자각이 클수록 조사야 폭이 적을수록 (　　　　)
    - · 진자각이 적을수록, 조사야 폭이 클수록 (　　　　)
    - · 진자각이 적을수록 조사야가 클수록, 회전 중심 선량과 최대선량과의 차가 (　　　).
    - · 진자각이 커져서 360°가 되면, 회전 중심 선량과 최대 선량은 (　　).
- 진자조사 : 최대선량중심 = 종양중심 ≠ 회전중심
- 회전조사 : 최대선량중심 = 종양중심 = 회전중심
- 자궁암 등 골반 내 종양 치유(예, 방광암)

2) **회전조사**(rotation technique)
- 치료장치가 환자 주위를 360° 회전하면서 치료하는 방식
- **치료병변: (   ), (   ) 과 같이 신체 중심부에 위치한 종양**
- 선량 분포는 원형
- 종양선량이 최대가 되고, 피부선량은 최소
- 고에너지 엑스선, 감마선에서 이용

3) **외곽조사**(shell technique)
- 외곽조사를 (   ) 조사법, (   ) 조사법이라고도 함
- 운동은 (   )운동을 하고, 운동이 멈추면 (   )조사가 됨

정답- 짧아진다, 길어진다. 커진다. 같아진다. 하부식도암, 뇌하수체종양, 편심회전, 접선진자, 진자, 접선

Comment

- 운동조사법 사진을 보여주세요.

진자조사법

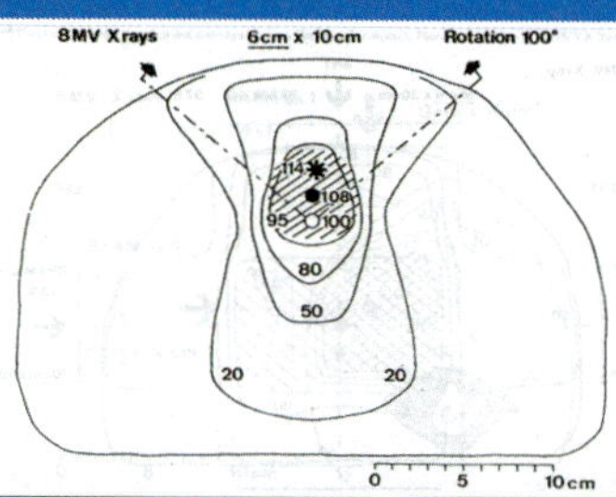

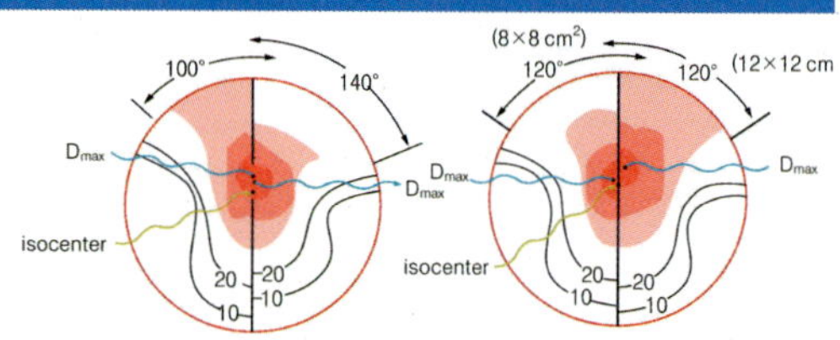

[A] 진자각 변경 (8×8 cm²)　　[B] 조사야 변경 (진자각 120°)

진자조사시 선량분포

회전조사법

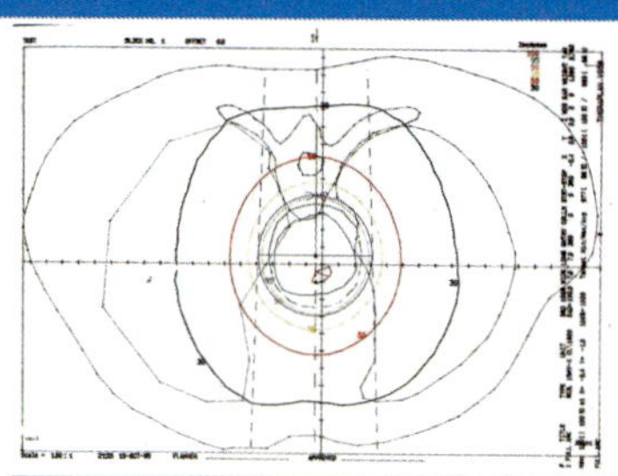

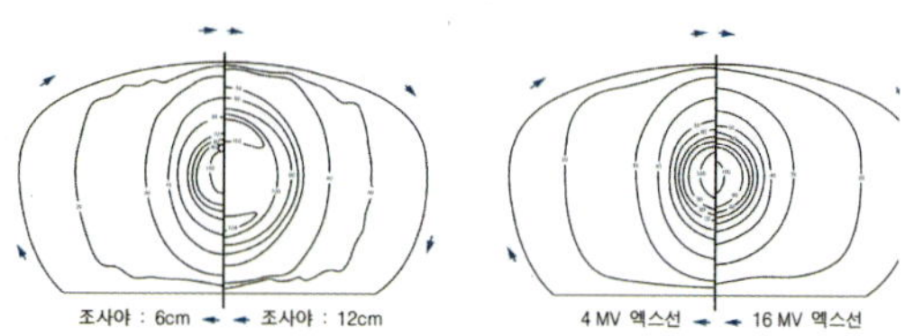

[A] 조사야 크기에 따른 선량분포　　[B] 엑스선의 에너지에 따른 선량분포

광자선의 360° 회전조사시의 선량분포

외곽조사법

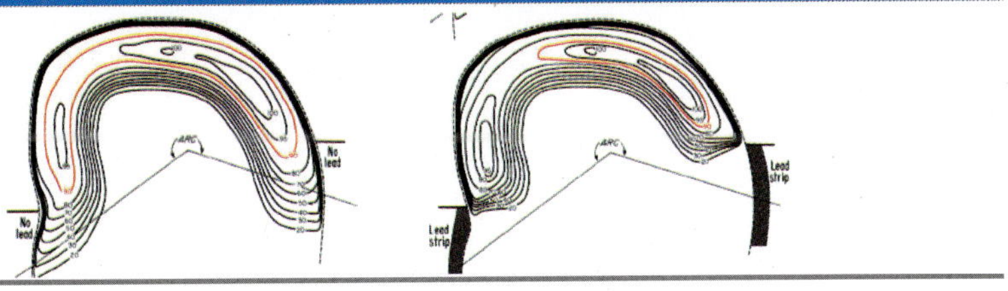

- **운동조사에서 중요한 것은 무엇인지요?**

  운동 조사의 목적이 가장 중요합니다.

  또한, 진자조사에서 진자각의 변화에 따른 최대선량지점과 회전중심 간의 거리의 변화가 중요합니다.

문제의 유형

- 운동조사의 목적으로 옳은 것은?
- 진자각이 작아지고 조사야가 클수록 회전중심선량과 최대선량의 차이는?
- 영상은 어떠한 운동조사를 나타낸 영상인가?

7. 특수기법의 종류

- 예전에는 특수기법이었지만 치료기술이 급격히 발전한 요즘에는 특수치료라고 할 수는 없지요. 하지만 일단 전통적으로 알아야 할 특수치료법에 대해 간단히 알려드리도록 하겠습니다. 최신치료는 9장에서 소개하도록 하겠습니다.

1) 다문마이크로빔 조사법(multiple microbeam technique)

- 직경 5~10mm 정도의 가는 빔을 다문 조사로 행하는 방식
- 심재성 두개내 동·정맥류 등 수술적으로 사용
- 직경 1 cm 이하의 소조사야를 만들 때는 Multiple Collimator 필요

2) 원체조사법

- 병소 주위를 선원이 Arc 또는 Full Rotation 하면서 MLC를 자동적으로 조절하여 조사야가 각각의 방향에서 병소의 크기와 형태에 맞추어 조사함
- 장점 : 정상조직을 피하면서 종양의 크기나 형태에 맞추어 집중 조사함
- 천재성 병소, 인체 중심부 종양
- CT상과 RTP Computer와 On-Line화 했을 때 치료효과가 좋음

3) Hollow out technique

- (　　　　)조사 시 (　　　　)에 금속 흡수체를 설치해서 특정부위의 선량을 감소함
- 감수성이 높은 정상조직의 선량을 감소시키는데 용이
- 흡수체의 재질 : Pb, W, Fe 등
- 뇌종양, 상악암 등에서 (　　)차폐, (　　)보호가 대표적임

4) Dynamic 조사법

- 조사 중 몇 개의 치료 Parameter가 변화하는 조사법

· collimator의 각도	· collimator의 개도	· table의 위치
· gantry의 각도	· 선량률	

- 회전조사와 원체조사와 비교하여 Dynamic 조사법의 특징
  1. (　　　　)조사 : 1개의 Parameter만 변화(gantry 운동)
  2. (　　　　)조사 : 2개의 Parameter만 변화(gantry의 각도, collimator의 개도)
  3. Dynamic 조사 : 3개 이상의 Parameter변화
     (gantry의 각도, collimator의 각도나 개도, table 이동(체축, 좌우 방향), 선량률 등)

Comment

- 특수기법의 사진을 보여주세요.

선형가속기를 이용한 다문마이크로 빔 조사법	사이버나이프를 이용한 다문마이크로 빔 조사법
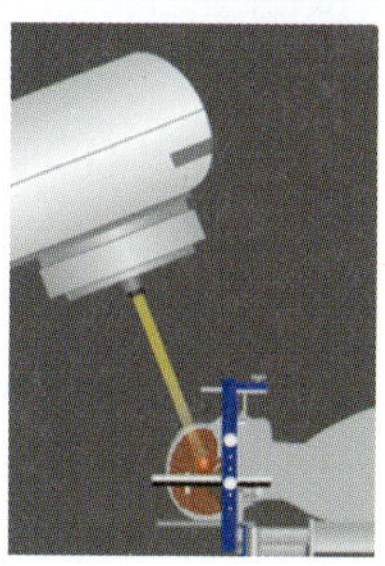	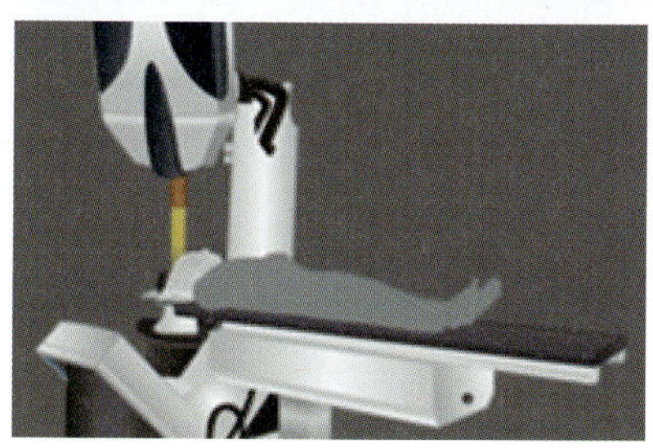

Hollow out Technique

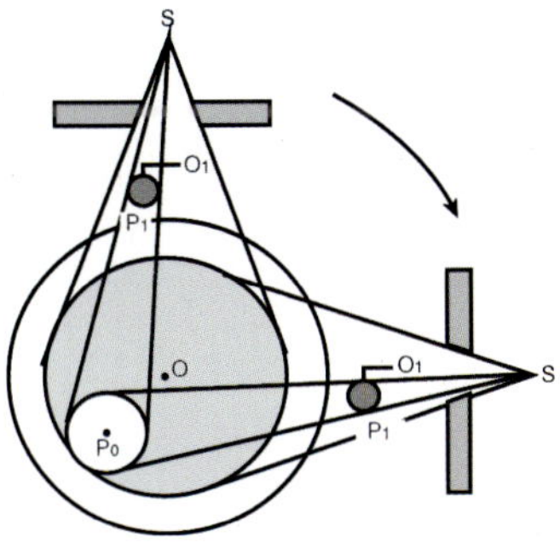

S : 선원
O : 중심부
O_1 : Hollow out 장치의 회젼중심
P_0 : Hollow out군의 중심
P_1 : Hollow out 흡수체의 중심

- Hollow out 치료법에서 주의해야 할 사항이 있나요?

Hollow out 치료법은 운동조사입니다 두경부 치료 시 안구, 그리고 흉복부 치료시 척수를 보호하는 방법입니다.

문제의 유형
- 조사야 앞에 금속흡수체가 필요한 조사법은?
- 어떠한 치료법을 나타내는 영상인가?

정답-

운동, 조사야, 안구, 척수, 회전, 원체

memo

07 CHAPTER 방사선 치료계획과 시스템

본 장에서는 방사선치료를 위한 치료계획의 설정과 모의치료의 종류와 특징에 대하여 학습한다. 특히 치료계획 설정을 위한 종양조직의 영역설정, 고식적인 2D 모의치료와 3D 모의치료 및 4D 모의치료를 학습하고, 치료계획의 적정여부를 확인하는 방법에 대해 학습한다.

제 7 장의 Must Have Item

☞ 환자의 병기를 구분할 수 있다.
☞ 종양조직의 영역설정에 대해 설명할 수 있다.
☞ 환자 체표윤곽도를 획득하는 방법을 알 수 있다.
☞ 모의치료장비에 대한 종류와 특징을 설명할 수 있다.
  1) 2D 모의치료 2) 3D 모의치료 3) 4D 모의치료
☞ 선량체적 곡선에 대해 설명할 수 있다.
☞ 치료부위의 확인 영상촬영에 대해 설명할 수 있다.
  1) Film을 이용 2) EPID를 이용
  3) CBCT를 이용 4) MVCT를 이용

1. 환자의 병기를 구분할 수 있다.

- 환자가 방사선종양학과에 의뢰되면 환자의 병기(종양의 진전도)에 의해 치료방식과 치료법이 달라지게 됨.
- 환자의 병기는 일반적으로 (　　　　　)분류법을 채택하게 됨
  1. (　　　): 원발종양(primary tumor)의 크기
  2. (　　　): 소속 림프절(regional lymph nodes)의 유무
  3. (　　　): 원격 전이(distant metastasis)의 유무
- TNM 분류의 목적
  ① 의사의 치료계획 작성에 도움을 준다.
  ② 예후에 대해서 시사해 주며,
  ③ 치료결과를 공동으로 평가할 수 있고,
  ④ 치료시설의 정보교환이 쉬우며,
  ⑤ 암 치료에 대한 장래 연구에 도움을 주는데 있다.

Comment

- TNM 분류법에 대해 자세히 설명해 주세요.

T

* T1: 크기가 작고 종양이 원발부위에 국한되어 종양의 크기가 2cm 이하
* T2: 크기가 약간 크고 원발부위에 국한 혹은 약간 넘을 때 : 2~5cm
* T3: 종양이 침윤되어 인접장기에 약간 진전 : 5cm
* T4: 종양이 인접장기에 넓게 진전 주변 조직에 침윤

N

* N0: 림프절이 촉지가 안 될 때
* N1: 가동성인 동측에 림프절 전이가 있을 때 : 3cm이하 림프절 전이
* N2: 가동성인 동측 or 양측에 전이가 있을 때 : 3cm 이상 6cm 이하
* N3: 고정된 동측 or 양측 림프절 전이가 있을 때 : 6cm 이상 전이

M

* M0: 원격전이가 없을 때
* M1: 원격전이가 있을 때

여기에서 중요한 것은 N이 '림프절의 암세포 존재 유무' 이고 M은 '원격전이'를 뜻하는 것입니다. 림프절에 암세포가 존재하는 것을 전이라고 하지는 않습니다.

- 종양의 진전도나 임상병기분류를 시행할 때 TNM만 쓰는가요?

아닙니다. 일반적으로 AJCC, UICC, TNM분류가 있습니다. 그 중에서 TNM분류를 기본지표로 많이 이용합니다.

- TNM 분류의 규칙 4가지는 교과서를 꼭 찾아보세요.

문제의 유형

- TNM 분류법의 목적은?
- 용어 중 악성종양의 진전도를 나타내는 병기구분법은?
- TNM에서 N에 대한 설명으로 옳은 것은?
- TNM 분류의 규칙에 대한 설명으로 옳은 것은?

정답-

TNM, T, N, M

2. 종양조직의 영역설정에 대해 설명할 수 있다.

- 치료영역은 종양의 발생부위, 병기, 예후에 따라 결정하게 되며, ICRU Report 60 에서는 치료계획을 세울 때 치료계획 용적을 다음과 같이 정의함.

1) ( )

촉지할 수 있으며 육안적으로(영상으로) 알 수 있는 용적

TNM 분류의 기준이 되기도 한다.

2) ( )

육안적 종양용적을 벗어난 현미경학적으로 종양세포가 관찰되는 용적

3) ( )

장기의 변화, 환자의 움직임, 호흡, Set Up에 의한 오차까지 고려되는 용적

※ 최근 PTV는 2가지 영역으로 나뉘었다.

1) ( ) - 호흡, 장기의 움직임을 고려한 용적

2) ( ) - Set up 오차를 고려한 용적

☞ 최근 호흡조절 방사선치료(4DRT, RGRT)의 발전으로 인하여 호흡에 의한 종양의 변화를 극복하게 되어 두 가지로 세분화되었던 것이다.

4) ( )

치료목적을 위해 고려되는 용적으로 95% 선량분포 영역을 포함하는 용적

5) ( )

정상조직의 내용선량을 고려하는 영역, 20% 선량분포 영역을 포함하는 용적

6) ( )

표적용적 가까이 위치한 장기로, 방사선감수성이 높아 치료 후에 심한 만발성 장해가 발생하는 장기

Comment

- 치료용적의 범위를 그림으로 알려주세요.

치료 용적범위의 모식도

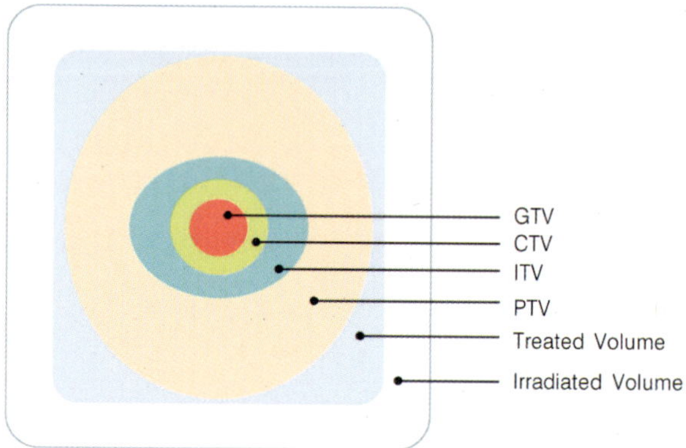

실제 영상에서의 적용

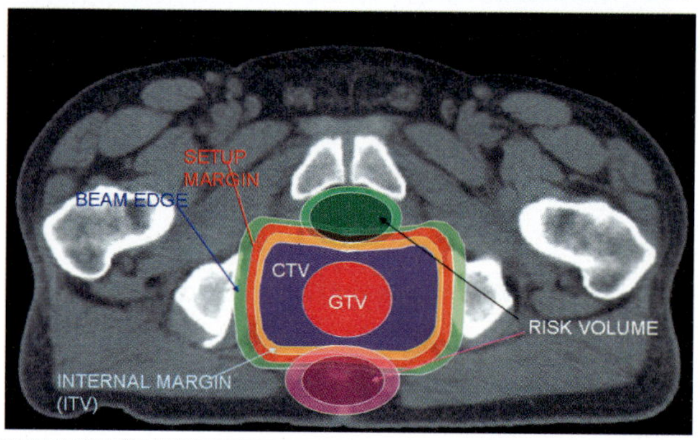

문제의 유형

- TNM 분류의 기준이 되는 영역은?
- 종양의 체적이 가장 작은 것부터 나열된 것은?
- 호흡이나 장기의 움직임 또는 환자의 위치잡이 오차를 포함하는 치료영역은?

정답- GTV (Gross Tumor Volume, 육안적 종양 용적), CTV (Clinical Target Volume, 임상적 표적 용적), PTV (Planning Target Volume, 치료계획 용적), ITV (Internal Target Volume), ETV (External Target Volume = SM(Set Up Margin)), TV (Treated Volume, 치료용적), IV(Irradiated Volume, 조사용적), OAR(Organ At Risk, Critical Organ)

3. 환자 체표윤곽도를 획득하는 방법

- 왜 환자의 체표윤곽도가 필요한가?

☞ 체표윤곽에 따라 (   )가 변화하여 종양에 입사되는 선량이 달라짐

- 체표윤곽도를 구하는 방법

· 고식적인 방법

① 납줄

② 가는 석고붕대

③ Aquatubes(low-temperature thermoplastic tube)

· 현재 가장 많이 쓰이는 방법

☞ CT영상: 체표윤곽은 물론이고, 종양과 주변부위와의 관계를 알 수 있음

4. 모의치료장비에 대한 종류와 특징

- 모의치료실에는 고식적(2D)모의치료와 3차원(CT)모의치료로 크게 2가지의 모의치료기가 설치되어 있다. 쉽게 설명하면 고식적 모의치료기는 예전에 CT가 개발되기 전에 쓰였던 방법이고, CT가 개발되면서 종양학과에 CT영상을 적용하면서 3차원 모의치료가 생겼던 것이다.

1) 2D모의치료 (고식적 모의치료, Conventional simulator)

⇒ 치료실의 선형가속기와 (   )으로 일치

⇒ 치료조준기(레이저가 천정, 좌, 우, 정면방향으로 4개)가 설치되어 있음

⇒ 사용하는 에너지는 (   )로 진단용 엑스선 발생장치

⇒ 영상촬영은 물론이고 (   )도 가능함

⇒ 테이블을 움직이고 갠트리를 움직일 수 있는 원격조정장치가 있음

⇒ 벽은 납과 콘크리트로 되어있으며 환자관찰을 위해 납유리가 설치되어있음

⇒ 획득된 영상에서 일정간격의 scale이 있어 조사야의 크기를 알 수 있음

2) 3D 모의치료 (CT모의치료, CT Simulator)

⇒ CT 영상정보를 방사선 치료계획장치에 처리함으로써 CT치료부터 조직밀도 및 감약계수를 이용하여 정확한 선량분포 계산도 행해지고 있다.

⇒ CT Simulator를 이용한 치료계획은 시간 단축을 위해서 일반 임상검사, 수술소견, 조영제 유무의 엑스선 사진, 초음파 MRI, 진단용 CT의 정보에 의해서 target 위치, 그 치료법 등을 사전에 계획하는 것을 원칙으로 하고 있다.

⇒ CT Simulator로 알 수 있는 정보

표적용적, 내부장기의 모양, 종양의 위치나 크기, 전자밀도, 체표윤곽
[주의: 종양선량은 알 수 없다]

- CT simulator 의 장점

① 종양체적 및 결정장기의 위치 파악
② 체표윤곽, 내부장기 묘출
③ CT영상에 선량 분포도 작성
④ 장기의 면적 및 용적 산출
⑤ 3차원 치료계획 영상표출

Comment

- 모의치료기는 어떻게 생겼나요?

2D 모의치료기

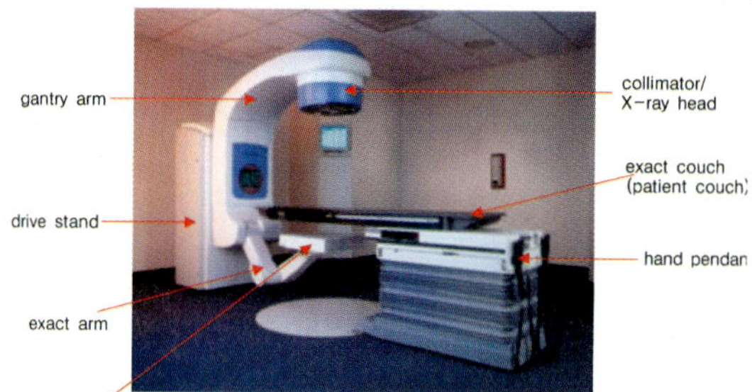

Conventional simulator

· 선형가속기과 흡사한 모양
· 사용하는 엑스선: KV용
· Detector를 혼동하지 말 것
  - 치료기의 EPID와 구별 주의
  - 예전에는 필름을 위치한 장소였기 때문에 Cassette Holder 라고도 함

CT 모의치료기

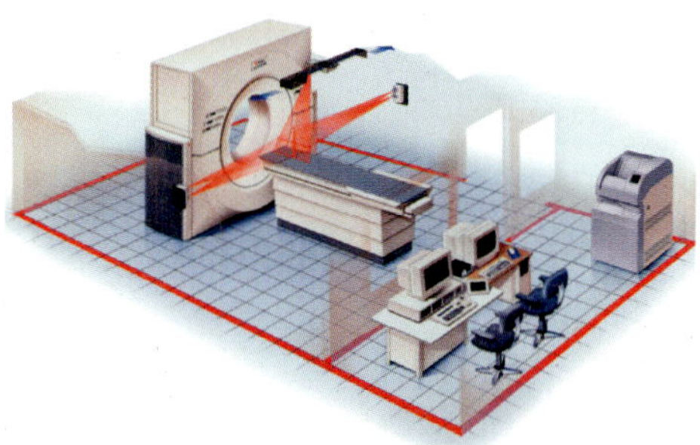

-진단용 CT와 차이점-
1. CT 갠트리 밖에 레이저 있음
2. 테이블이 편평함
3. Bore Size가 큼

-진단용 CT와 공통점-
1. 사용에너지(KV)
2. 조영제의 사용량

문제의 유형
- 2D, 혹은 3D 모의치료기 영상에 대한 설명으로 옳은 것은?
- 3차원 모의치료기에서 알 수 있는 정보는 무엇이 있는가?

정답-
심부선량분포, 기하학적, KV, 투시

3) 4D 모의치료

- 4D 모의치료는 3차원 모의치료기에서 영상을 획득할 때 호흡을 기반으로 영상을 얻어냄
- 호흡조절 방사선치료 시에 모의치료를 시행하며 환자에게 특별한 장비를 착용시켜 모의치료를 실시함
- 호흡조절 방사선치료는 PTV가 포함하는 영역에서 '호흡에 의해 포함되는 종양의 체적'을 극복할 수 있게 되었음

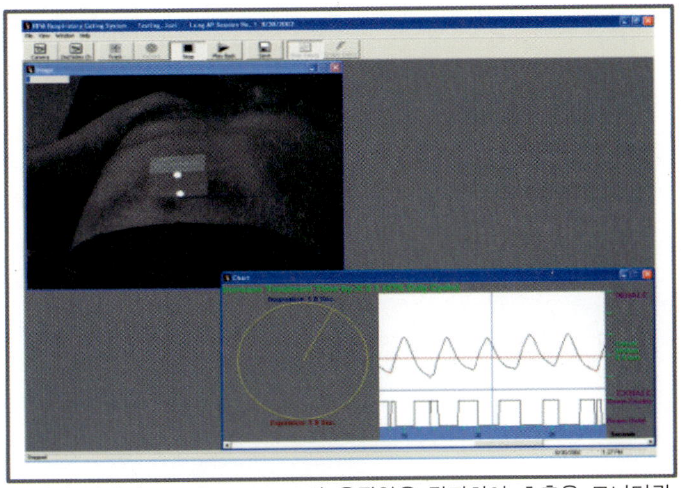
적외선 카메라로 marker block의 움직임을 감지하여 호흡을 모니터링

5. 선량체적 곡선(DVH, Dose Volume Histogram)

- (　　)치료계획에서 종양과 정상조직이 받는 선량과 체적과의 관계를 나타냄
- **치료의 적합성 평가도구**
- 종양과 정상조직이 받는 선량이 얼마의 체적을 포함하는지, 선량의 균등도(uniformity)를 쉽게 알 수 있음
- 종양은 전체 체적이 100%의 선량이, 정상조직은 최소의 선량이 흡수되도록함
- 선량-체적 곡선을 뜻하는 용어
- 가로축은 (　　), 세로축은 (　　)
- (　　)조직은 평행선을 그리다가 어느 일정한 시점이 되면 급격히 기울기가 가파르게 되며 떨어짐
- (　　)조직은 기울기가 완만하거나 그래프 시작점에서 급격히 떨어지는 양상

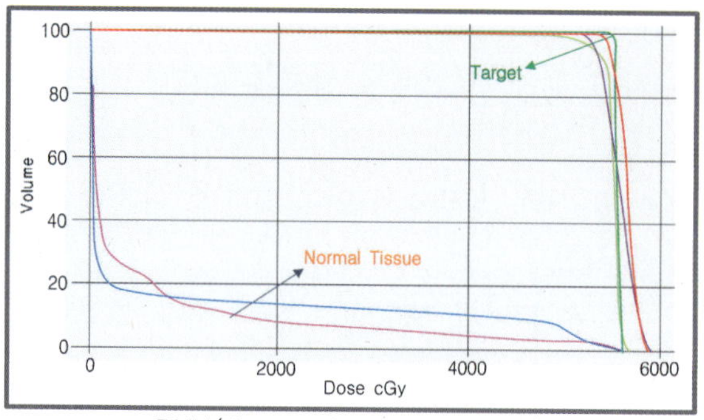

DVH(dose volume histogram)

Comment

- 4차원 모의치료에 대한 그림을 보여주세요.

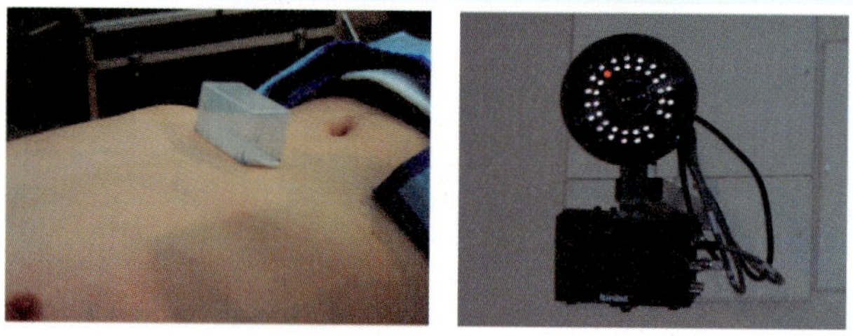

이 기구는 환자의 호흡에 대한 복부의 움직임을 관찰할 때 쓰이는 것임
복부의 Up/down 관찰

RPM 시스템의 marker block과 적외선 카메라

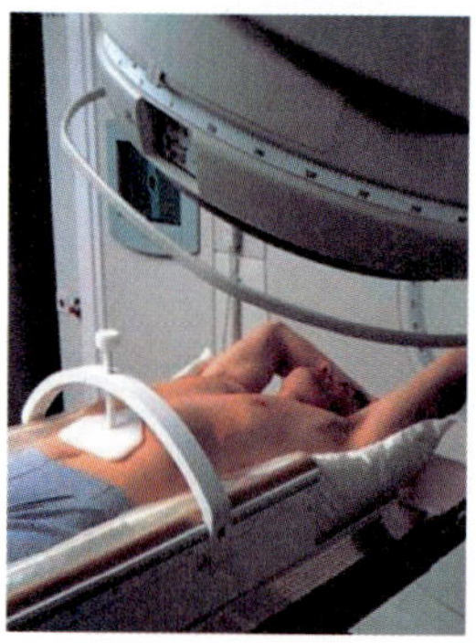

body frame

복부를 압박하여 종양의 움직임을 억제
흉부치료 시 사용

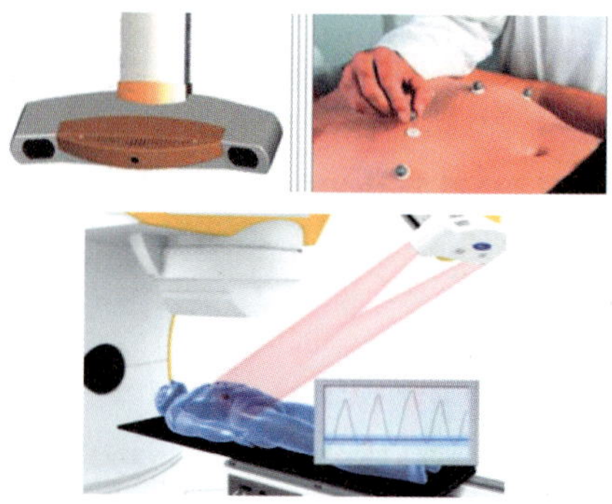

ExacTrac 시스템

환자 몸에 센서를 위치하고 호흡에 따른 복부의 움직임을 관찰

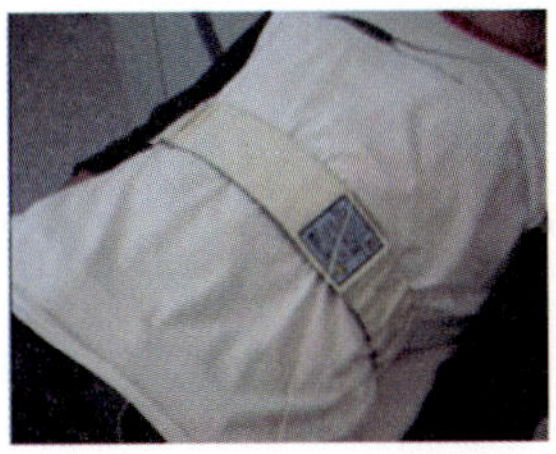

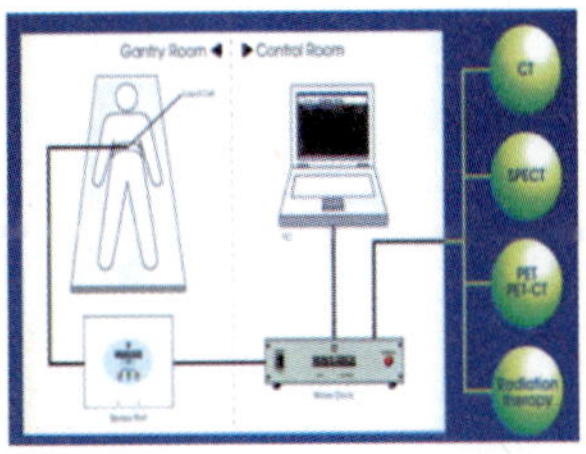

Anzai belt 시스템

이 기구는 환자의 호흡에 대한 복부의 움직임을 관찰할 때 쓰이는 것임
복부의 둘레변화를 관찰

문제의 유형
- 4DRT 치료장비 영상과 가장 관련이 깊은 치료는?
- DVH에 대한 설명으로 옳은 것은?
- 치료계획의 적합성을 평가하는 도구로 옳은 것은?

정답-
3차원, 선량, 체적(면적), 종양, 정상

6. 치료부위의 확인 영상촬영

- 치료계획이 완료되고 (　　)에서 실제 치료가 시행되기 전에 촬영하는 영상
- 가속기를 이용한 것을 (　)-gram 이라고 하며
  ^{60}Co를 이용한 경우 (　)-gram 이라고 함

[주의: 전자선과 양성자선을 이용한 e-gram 과 p-gram이라는 것은 없음]
(Why? 심부에서 에너지가 모두 흡수되어 투과되는 방사선이 없으므로.)

⇒ 목적
- 치료계획과 실제치료의 위치가 정확히 일치하고 있는가를 확인
- 조사면 확인
- 차폐블록의 정확성 확인
- 종양이 치료범위 내에 포함되어 있는지 유무
- 환자 자세 확인
- 선속 방향의 정확성 유무 확인

⇒ 과정

Double Exposure: 주로 (　　)회 조사한다.

ⓐ 치료 조사면과 같은 Field로 조사한다.

ⓑ 치료 조사면에서 약간 더 크게 하여 조사한다(Open Field)

이유: 치료되는 조사면과 정상조직의 정확한 경계 부위를 알기 위해...

◎ L-gram과 γ-gram의 비교

	L-gram	γ-gram
에너지 선속	(　　)에너지를 가지는 X선	^{60}Co γ-ray
영상의 반음영	(　　)	(　　)
공 통 특 징	치료실에서 촬영한다. (모의치료실이나 치료계획실에서 촬영하지 않는다.	
비 고	Electron을 이용한 E-gram은 없다. 양성자를 이용한 P-gram은 없다. 즉, 전자선치료와 양성자치료는 치료의 증거가 남지 않는다	

Comment

– L-gram과 γ-gram의 비교영상을 보여주세요.

L-gram	γ-gram
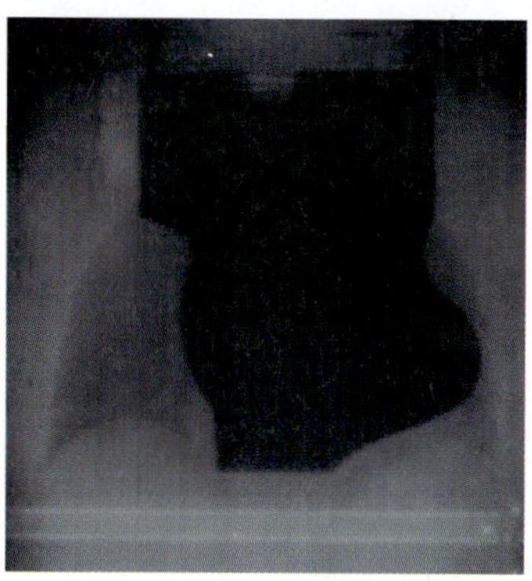	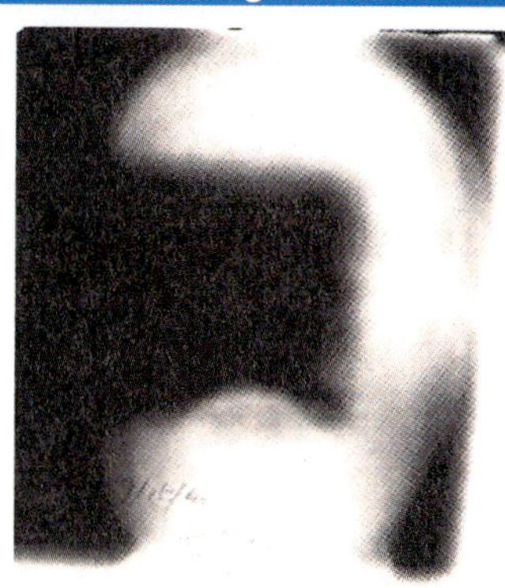
선원의 크기가 작기 때문에 경계가 분명하여 선예하게 나타남	선원의 크기가 크기 때문에 경계부분에서 반음영이 발생함

문제의 유형
- 치료부위의 정확성을 확인하는 것은?
- 영상의 명칭은?
- 치료실에서 치료직전에 치료부위의 정확성을 위해 촬영한 영상을 무엇이라 하는가?
- 치료부위 확인영상에서 알 수 있는 내용은?

정답-
치료실, L, γ, 2, MV(고에너지 엑스선), 크다, 작다.

1) Film을 이용
- 전자영상포탈장치(EPID)가 없을 때 Film과 Cassette로 영상을 얻었음
- 촬영하여 영상을 획득하기까지 시간이 오랜 시간이 소요됨
- 필름을 현상하고 보관하는 시설이 필요했음
- MV에너지를 가진 엑스선을 이용함(치료실에서 촬영하므로)

2) EPID를 이용
- 영상의학과의 DR 이라고 생각하면 됨
- 촬영과 동시에 영상 확인이 가능함
- 치료부위의 촬영은 물론, 투시까지 가능함
- MV에너지를 가진 엑스선을 이용함(치료실에서 촬영하므로)
- 2가지의 Type : 1. Matrix ion chamber에 의한 chamber type
  2. TV Camera에 의한 Camera Type
1) Metal/phosphor radiation detection screen으로 구성되어 외부 광선이 차단, 45° 경사진 Mirror로 구성
2) Image acquisition assemble detection에 의해 얻어진 analog image를 digital image로 변화시키는 기능
3) Computer

장 점	단 점
Real Time Image 기존의 L-gram을 대치할 수 있다. Image Reconstruction 가능 Dynamic Image extra radiation exposure가 없다.	Dark current noise로 인한 화질이 저하 이용 조사야의 제한 Ion chamber Type의 경우 짧은 수명

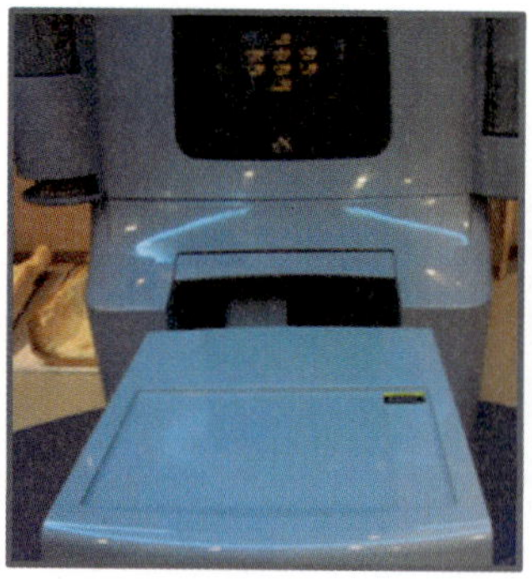
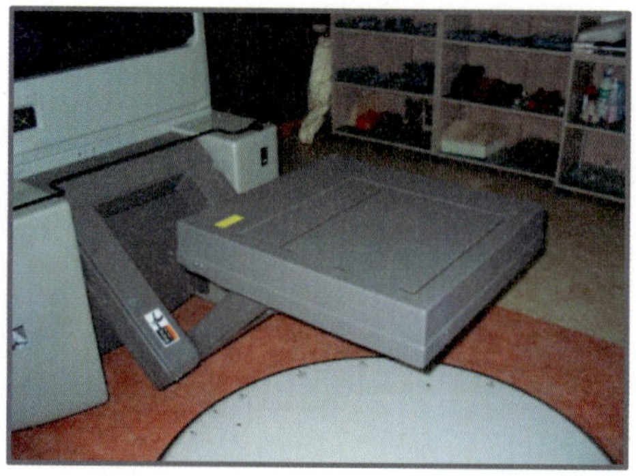

Comment

- 모의치료촬영 영상과 치료실에서 촬영한 영상을 보여주세요.

모의치료영상	치료 확인영상
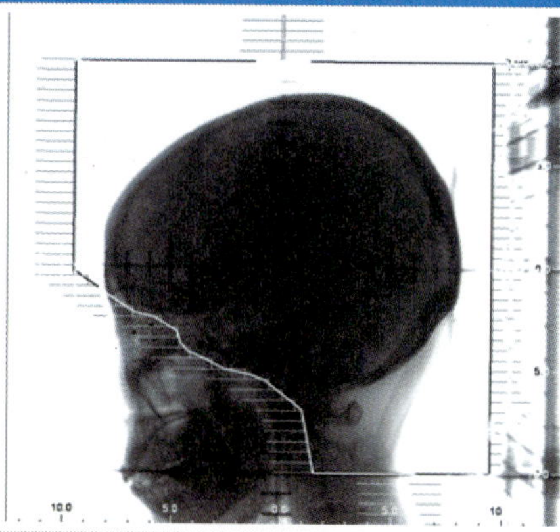	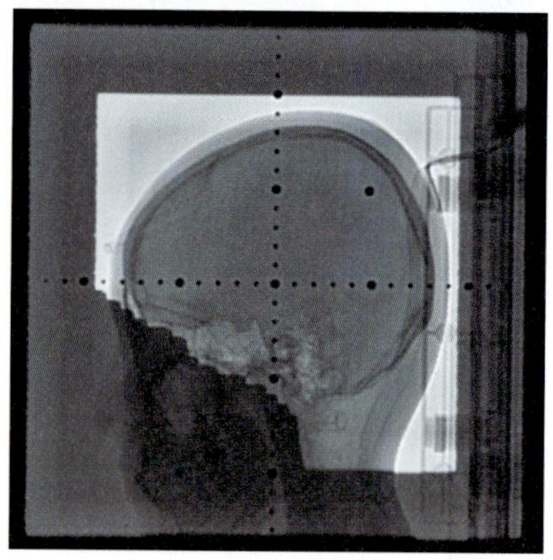
일반 진단용 kV엑스선을 이용하기 때문에 영상의 질이 진단과 같이 나타남	고에너지(MV) 엑스선을 이용하기 때문에 영상의 질이 저하됨

모의치료영상은 저에너지 엑스선 영역(kV영역)이므로 대부분 환자의 몸에서 광전효과가 일어나 흡수와 산란이 분명하게 발생하여 뚜렷한 영상을 제공하지만 가속기에서 발생되는 고에너지 엑스선(MV영역)은 콤프톤 효과와 전자쌍 생성이 발생하여 흡수보다는 산란이 상대적으로 많이 발생하기 때문에 영상의 질적 차이가 발생

[주의. L-gram은 획득된 영상이며 이 영상을 획득하는 장비가 EPID임]
[즉, L-gram은 Film으로 획득할 수도 있음 (L-gram ≠ EPID)]

문제의 유형

- EPID를 이용하여 촬영한 영상은?
- 모의치료와 L-gram 영상의 질적 변화의 원인은?
- EPID의 특징으로 옳은 것은?

3) CBCT를 이용

- L-gram으로 치료부위를 확인하는 것은 2차원적인 방법으로 전후, 좌우만 볼 수 있음. 이를 극복하기 위하여 개발됨
- 모의치료를 3차원 모의치료로 할 경우 이를 확인 할 때 3차원적으로 확인하면 더욱 정확도가 상승할 것이라는 기대에서 생김
- 사진자료의 이해가 중요함
- 종류
  1. On Board Imager를 이용
  2. CT on rail(In room CT)
- 기타 : ExacTrac 을 이용한 방법

On board Imager

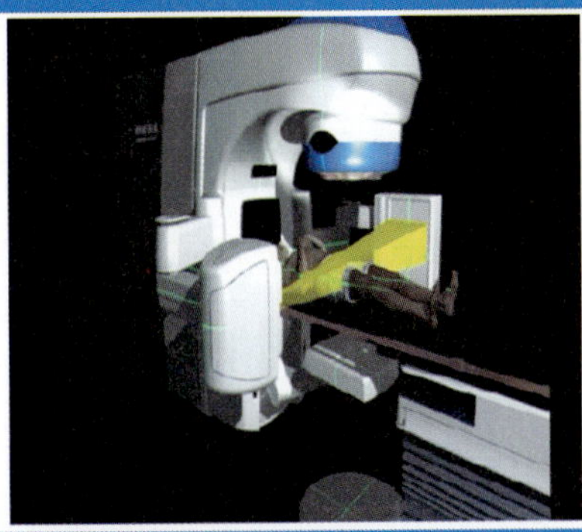

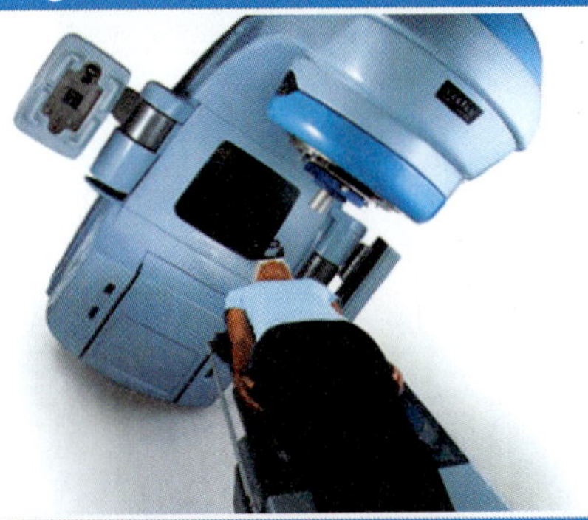

CT on rail

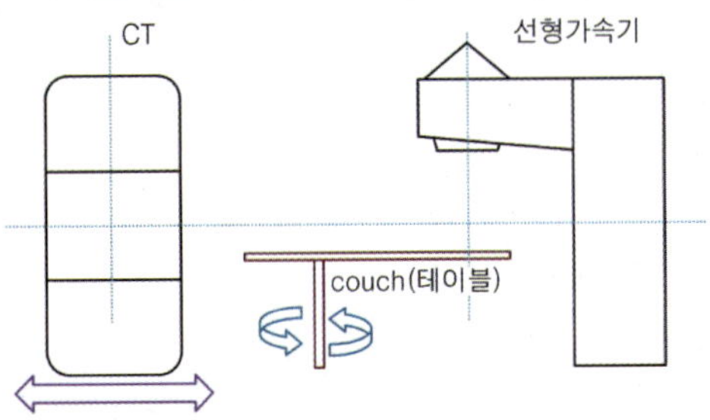

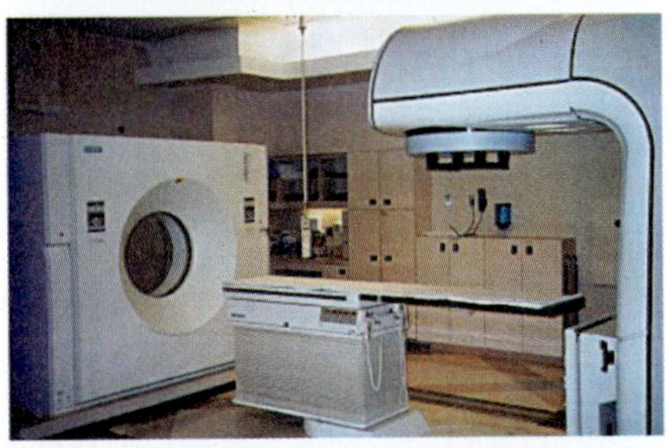

ExacTrac System

선형가속기에 부착된 사진

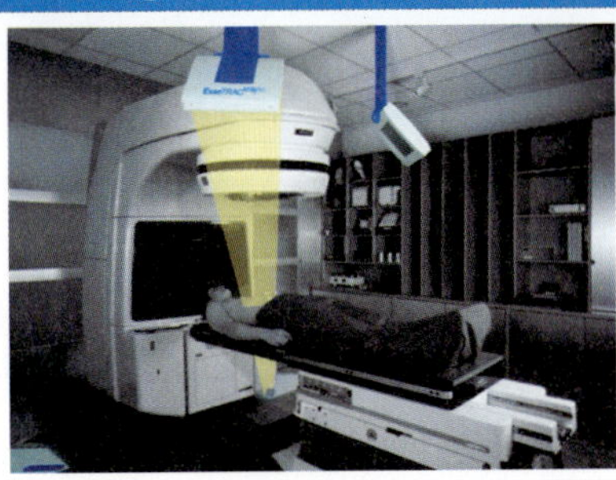

사이버나이프의 천장에 부착된 사진

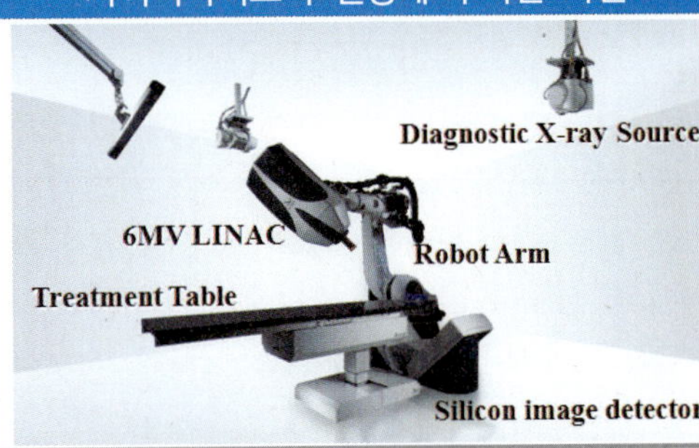

4) MVCT를 이용

- Tomotherapy

· 토모테라피는 고에너지 엑스선을 이용하여 CT방식으로 치료하는 장비

· 따라서 토모테라피는 kV엑스선이 발생하지 않음(전자선도 발생하지 않음)

· 고에너지 엑스선을 이용하므로 영상의 질도 일반 CT영상보다 저하

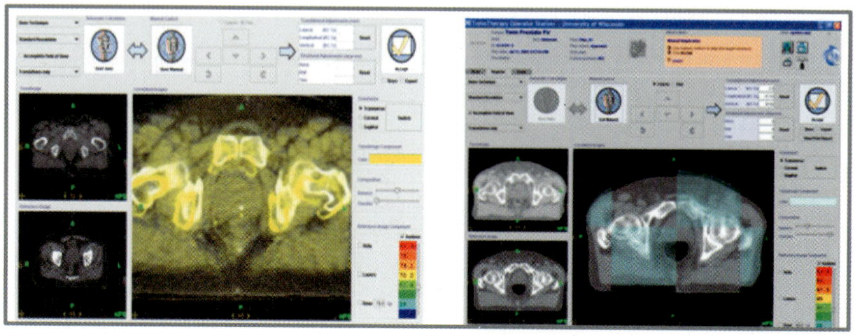

- **선형가속기를 이용**

· 일반 선형가속기에서 OBI를 이용하는 것이 아니고 Gantry head에서 발생하는 방사선을 이용하여 EPID에 획득한 정보를 바탕으로 영상을 재구성함

Comment

- 치료확인용 촬영에 대해 정리해 주세요.

역사적으로 보면 2차원 방사선치료를 하였을 경우 Film을 이용하여 영상을 획득하였고(Film을 이용한 L-gram) 장비가 발달되어 Film 대신 EPID를 사용하여 2차원적인 영상을 획득하였습니다(EPID를 이용한 L-gram).

이윽고 CT가 개발되고 방사선치료에서도 치료계획을 설정할 때 3차원 정보 획득이 가능한 CT를 이용하게 되었지요. 이에 따라 치료 전 환자의 치료부위를 3차원으로 확인할 필요가 있었습니다. 그래서 개발된 것이 MVCT였지요(선형가속기를 사용한 MVCT). 하지만, 이는 환자의 피폭선량이 증가되며 영상의 질이 저하되는 단점이 있었습니다. 이를 극복하기 위하여 치료기에 OBI를 설치하게 되었고(OBI 시스템) 이윽고 CT자체를 치료실 안으로 넣어버렸지요(CT on rail). 한편, 사방향의 영상을 얻어 재구성하면 입체적인 확인이 가능하게 되어 ExacTrac이 개발되었답니다. 현재에는 이 모두를 전부 사용하고 있으므로 종류에 따른 영상의 분류와 차이를 꼭 학습하여야 합니다.

[참고. OBI나 MVCT, ExacTrac 등을 이용하여 치료전 종양과 정상조직의 위치를 파악하고 오차가 있을 경우 조정하며 치료하는 방식을 영상유도방사선치료(IGRT)라고 합니다.]

Comment

- ExacTrac을 이용하여 얻은 영상을 보여주세요.

ExacTrac을 이용하여 얻은 영상

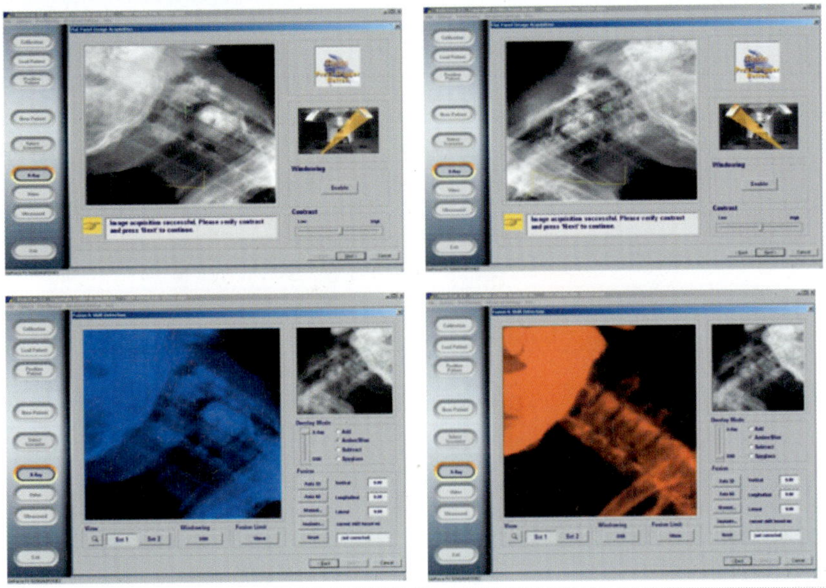

2가지의 Oblique한 Beam을 이용하여 장기내부를 관찰하는 방법
선형가속기에 함께 있는 경우도 있고, 사이버나이프 천장에 위치되는 경우도 있음

- 환자가 치료받는 순서가 어떻게 되지요?

1. 환자의 임상적 정보확인(종양의 병기 및 위치확인)
2. 모의치료시행
   (치료에 필요한 고정기구제작, 신체윤곽획득, 치료중심점 설정 등등)
3. 모의치료에서 얻은 정보를 바탕으로 치료계획 수립
   (치료계획 결과 차폐체가 필요한 경우 블록제작, 치료중심점을 이동할 필요가 있을 경우 치료 전 이동함(center 이동))
4. 환자를 치료해도 가능한지 혈액검사 결과분석(부적합 시 치료불가)
5. 치료 전 치료부위가 정확한지 확인 촬영(L-gram 등)
6. 치료시행
7. 귀가
8. 다음번 치료에 방문하여 4번부터 시행
   (치료계획이나 치료방법을 중간에 수정하는 경우(cone down)는 제외)

문제의 유형

- 어떠한 치료기에서 확인할 수 있는 영상인가?
- 영상유도방사선치료와 관련이 깊은 영상은?
- 방사선치료 시 필요한 고정기구의 제작은 어느 곳에서 실시하는가?
- 환자가 방사선 종양학과로 치료받기위해 방문한 경우 가장 먼저 하여야 하는 것은?

★ 2차원 모의치료기(2-dimension simulator = conventional simulator)

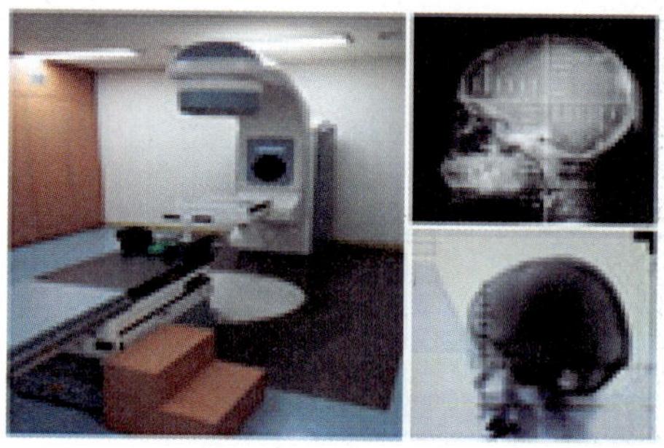

- 기하학적, 기계적, 광학적 요소가 선형가속기와 일치하는 진단용 촬영 및 투시장치
- 영상증배관이나 영상검출기를 통하여 투시촬영가능하며 KV 에너지 엑스선 영상획득
- 등중심점(isocenter)을 중심으로 겐트리, 콜리메이터, 테이블 회전가능
- 횡단면 영상은 불가능하며, 선량분포는 치료계획에서 결정
- 임상정보 및 종양의 크기, 치료자세 및 고정용구, 치료방법(SSD/SAD법), 조사방향 및 조사문수, 조사야크기 및 중심점을 알수있음
- 조사선량, 적분선량, 내부장기, 체표윤곽, 선량분포 확인이 불가능하며 2차원 영상만 확인

★ CT-simulator

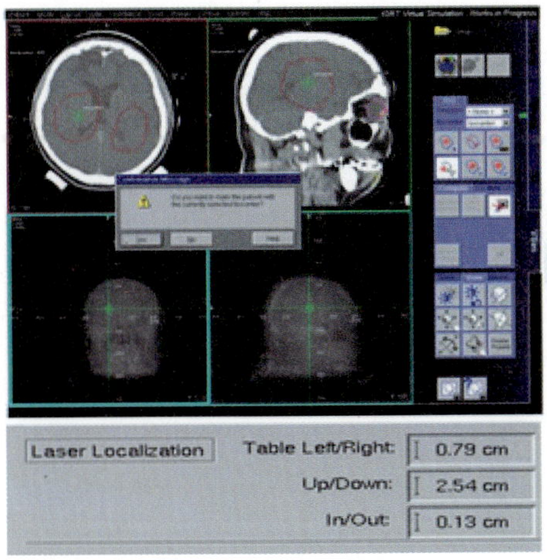

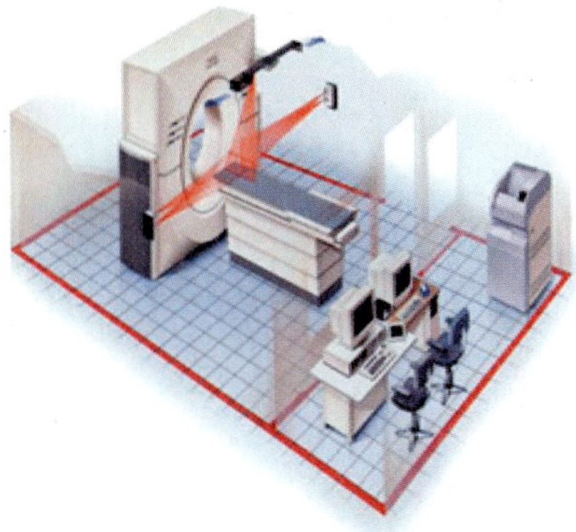

- 기하학적 조건으로 SSD/SAD, 겐트리 및 콜리메이터 각도와 개도, 조사면 크기가 선형가속기치료기와 기학학적 조건이 불일치
- 진단 CT장치와는 달리 CT모의치료기는 촬영시 호흡을 정지 하지 않고 자유롭게 촬영
- CT 데이터를 이용하면 체표면의 보정, 인체불균질부의 보정 등이 용의
- 체표윤곽, 내부장기 묘사, 종양 및 주요장기 위치와 크기 파악용의
- 3차원적 선량계획 가능, 정확한 조사야 BEV기능 제공
- KV 에너지 사용(광전효과), 디지털영상재구성(DRR)을 통해 정상조직과 종양조직 구분
- 진단CT(내경:70 cm)에 비해 겐트리 내경(80-85cm)
- 조사선량은 알수 없고 치료계획(RTP)에서 결정

memo

08 CHAPTER 방사선치료 보조기구

본 장에서는 방사선치료 시 필요한 보조기구에 대해 학습한다. 조준용 기구부터 차폐에 필요한 기구, 그리고 선량분포를 환자에게 적합하게 변경할 수 있는 기구들, 마지막으로 환자의 치료자세를 고정할 때 쓰이는 기구들의 종류와 특징을 설명한다.
방사선사 국가시험에 1차 및 2차에서 다수 출제되고 있기 때문에 각 치료 부속기구 및 장비들의 사용하는 목적과 생긴 모양 그리고 특징을 자세히 학습해야 한다.

제 8 장의 Must Have Item

☞ 조준용 기구의 쓰임새를 이해할 수 있다.

1) Side Pointer 2) Front Pointer 3) Back Pointer
4) Pin and Arc 5) ODI 6) Endoscope
7) Cone 8) Mount 9) Graticule

☞ 차폐기구의 종류와 쓰임새를 설명 할 수 있다.

1) Block 2) Jaw 3) MLC

☞ 선량분포 변화기구의 종류와 쓰임새를 알 수 있다.

1) Wedge Filter 2) Bolus 3) Compensating Filter

☞ 환자 자세 고정용 기구의 종류와 특징을 설명 할 수 있다.

1) Pillow 2) Aquaplast 3) Breast Board
4) Wing Board 5) Mev Green 6) Vac-lock

☞ 기타 특수한 치료보조기구에 대해 알 수 있다.

1) Belly Board 2) SBED
3) Testis shield 4) lens Shield
5) Mouth Piece 6) Tilting Head Holder
7) Gold pin

1. 환자 치료 조준용 기구

① (   )

⇒ 조사중심점(Isocenter)의 위치와 높이(level)를 알기 위해서 네 방향에서 가는 빛(레이저)을 조사해 서로 만나게 하여 확인한다.

② Front Pointer

⇒ 정확한 (   )과 (   )를 설정하는데 사용

⇒ Gantry 회전일치성검사, Collimator 회전일치성 검사의 확인도 가능함

③ Back Pointer

⇒ 방사선의 입사선속 중심만이 아니고 (   )도 확인할 목적으로 사용

⇒ Front Pointer와 Back Pointer를 동시에 사용하면 방사선의 중심선속이 종양 중심을 정확하게 통과하는지 확인할 수 있다.

④ Pin and Arc

⇒ 방사선속의 (   )를 정할 수 있음

⑤ (   )

⇒ 선원 - 피부간의 거리(SSD)가 표시되는 장치

문제의 유형

- 방사선의 입사선속 뿐만 아니라 출사점까지 알 수 있는 것은?
- Front Pointer에서 알 수 없는 것은?
- 선원에서 환자의 체표면까지 거리를 나타내는 것은?

정답- Side Pointer(=Laser Beam Unit, 조준용 투광기), 조사야중심(중심선속), SSD, 출사점, 사방향(Oblique) 조사면, Optical Distance Indicator(ODI, 광학거리계)

Comment

- 부속기자재의 사진을 보여주세요..

Side Pointer

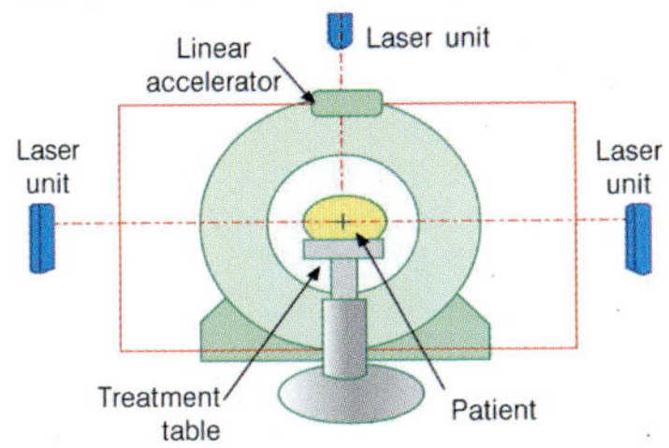

[A] 치료실의 치료 셋 업용 레이저 시스템

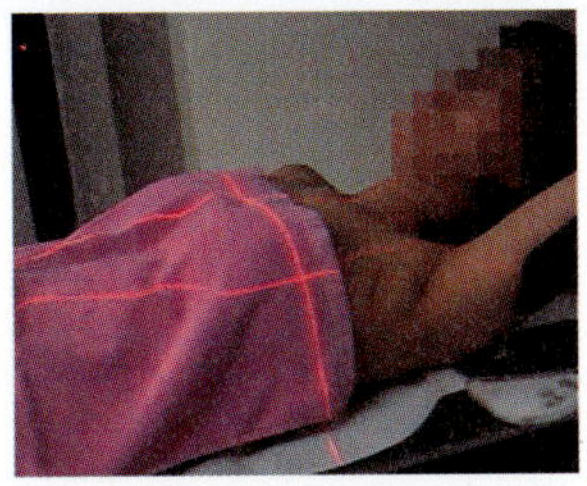

[B] 환자 표면에 비쳐지고 있는 레이저시스템

Front Pointer

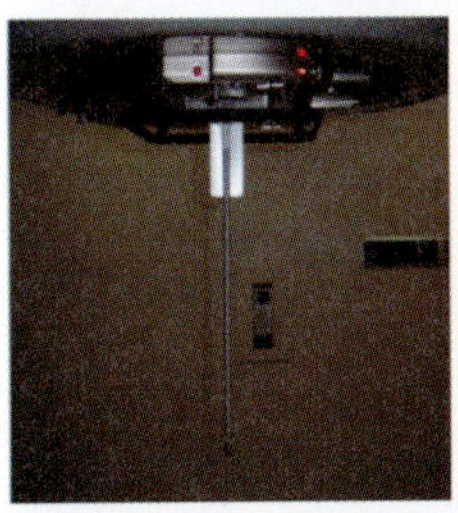

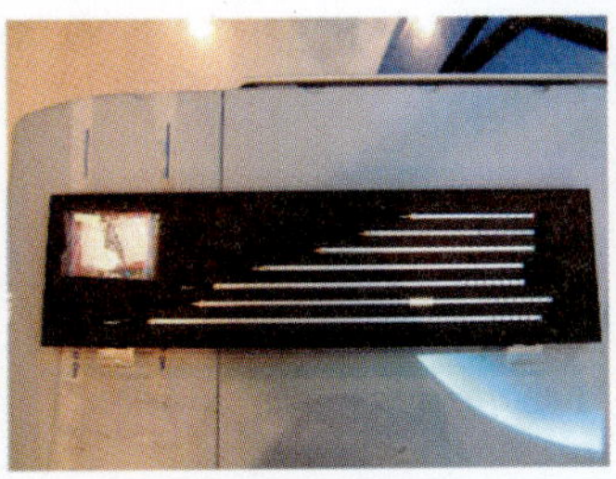

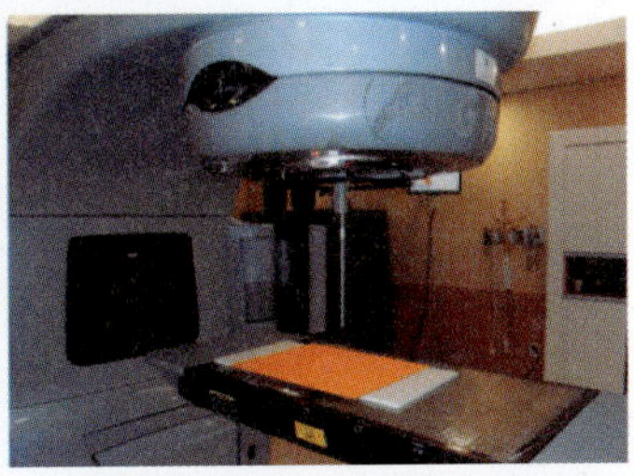

Back Pointer

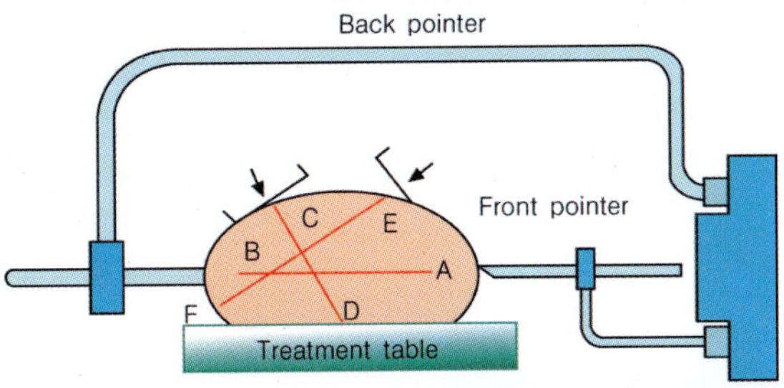

Pin and Arc

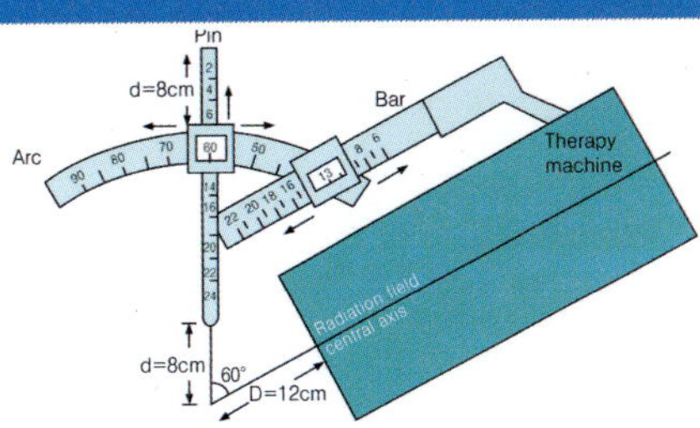

Pin and arc

ODI

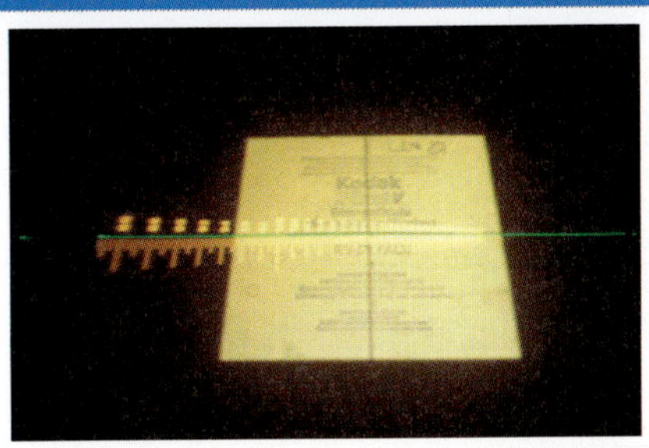

⑥ (   )
- 인체 체강 내(cavity)를 (   )선으로 치료하고자 할 때 사용
- 치료부위에 정확하게 cone이 삽입되었는지 육안으로 확인하는 기구

⑦ Cone
- 현재에는 주로 (   )선 치료 시 사용, 과거에는 (   )에서도 이용했었음
- 형태 : 원형, 사각형
- 종류 : 압박cone, 전자선용, 입자선용 등등
- 특징
  1) 압박 cone
    · 국소빈혈로 피부의 감수성을 저하시켜 피부장해를 줄임
    · 피부와 병소와의 거리를 단축 - 심부선량을 증가(두께를 줄여줌)
    · (   ) 선량의 감소
  2) 전자선용
    · (   ) 및 (   )가 cone에 의해 결정됨(조사야: 6, 10, 15, 20, 25cm)
    · 병소 이외 부위 조사 방지
    · 납합금 블록과 결합하여 사용가능

⑧ Mount
- 치료 시 필요에 의해 조사 head 부분에 탈부착이 가능함
- 블록이나 cone이 치료에 필요할 때 사용됨
- 치료 시 차폐블럭이 필요한 경우 Mount에 (   )을 부착할 수 있으며
- 전자선 치료 시 Mount에 (   )을 부착 할 수 있음
- 차폐블럭이나 cone이 필요 없을 경우 쓰지 않을 수도 있음

⑨ (   )
- L-gram 촬영 시 눈금이 나타나게 하는 눈금표시장치
- 모의치료장치에서는 scale board 용도로 사용하고, Linac에서는 (   ) 라고 함

문제의 유형
- Cone에 대한 설명으로 옳은 것은?
- 부속기구 사진과 설명이 옳은 것은?
- cone에서 차폐블럭이 위치되는 곳은?

정답- Endoscope, 전자, 전자, 저에너지엑스선. 정상조직, 조사야, SSD, 음영반(tray), Cone, Graticule, Graticule

Comment

- 부속기자재의 사진을 보여주세요.

Endoscope

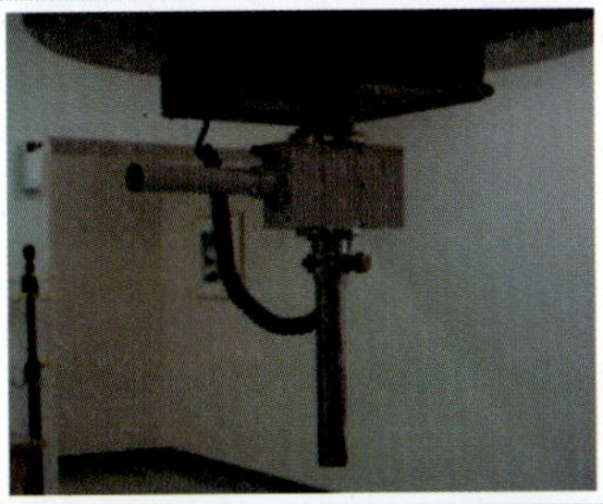

Cone

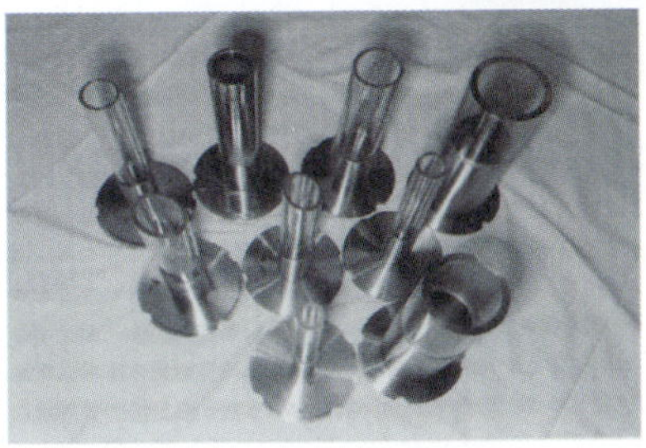

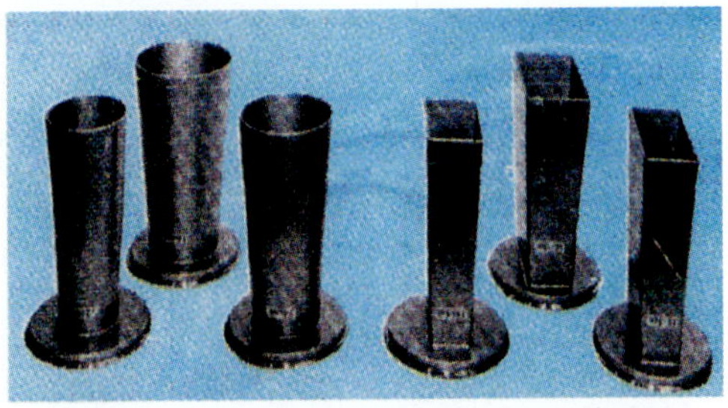

Mount, Mount 부착모양

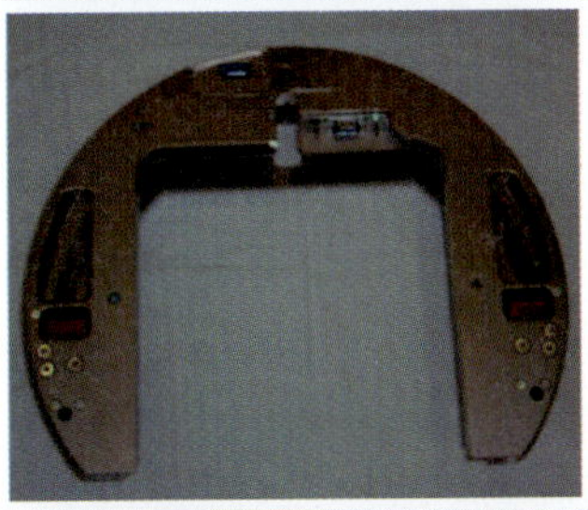

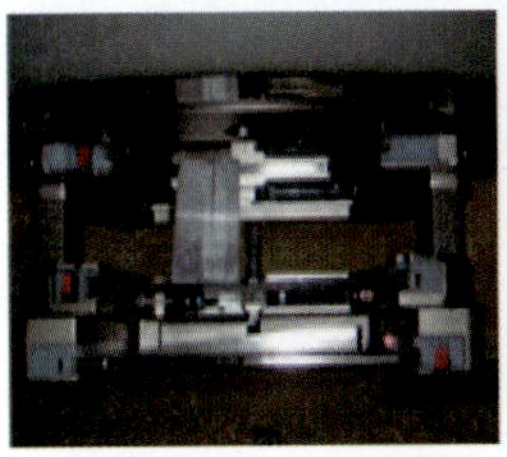

엑스선 차폐블록을 장착

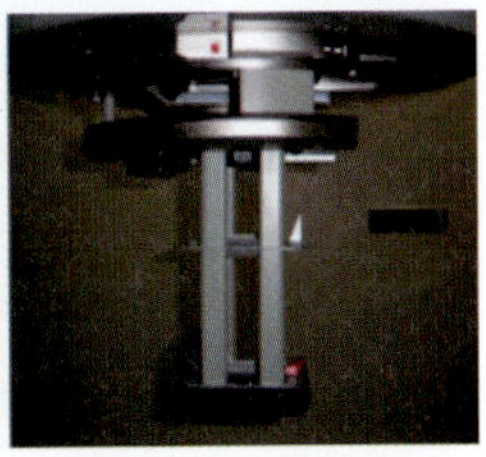

전자선 cone을 장착

Graticule / **Graticule 부착**

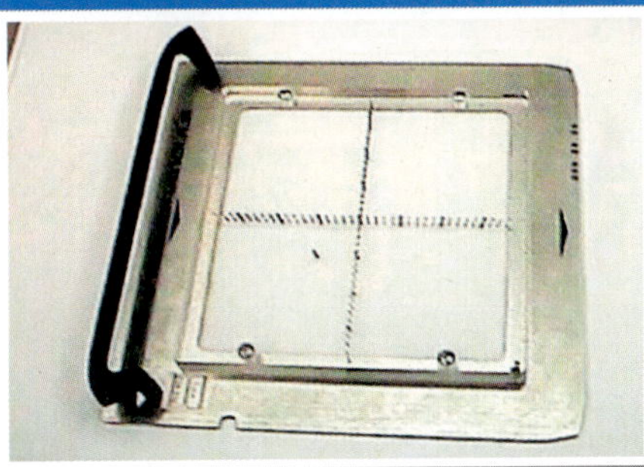

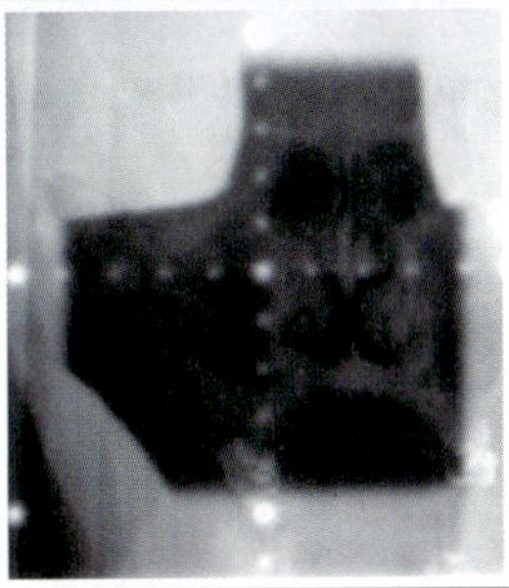

2. 차폐기구의 종류와 쓰임새

- Field Block
  - ⇒ 중요장기와 정상조직에 불필요한 방사선을 차폐하는데 필요
  - ⇒ 재질 : Pb, (   )
  - ⇒ 종류
    - ① (   )
      - · 수직 Block(Beam의 방사각도와 불일치)
      - · Block Transmission Penumbra(블록투과반음영) 증가
    - ② (   )
      - · Beam의 방사각도 일치(Beam의 기하학적 퍼짐 고려)
      - · Block Cutter(Styrofoam Cutting Device: Styrofoamer): 기하학적 일치
    - ③ Shielding Block(Field Block)
      - · Styrofoamer 이용
      - · Beam에 대해 (   ) HVL 두께

⇒ 선질에 따른 차폐를 위한 최소한의 납 두께

선 질	납 두 께	선 질	납 두 께
1.0mm Al HVL	0.2mm	^{137}Cs	3.0 cm
2.0mm Al HVL	0.3mm	^{60}Co	5.0 cm
3.0mm Al HVL	0.4mm	4 MV	6.0 cm
1.0mm Cu HVL	1.0mm	6 MV	6.5 cm
2.0mm Cu HVL	2.0mm	10 MV	7.0 cm
3.0mm Cu HVL	2.5mm	25 MV	7.0 cm

⇒ 예전에는 순수 납을 이용하여 차폐를 하였는데 차폐율을 좋았지만 반음영과 조형이 용이하지 못하여 납을 이용한 합금을 만들게 되었다. 그렇게 개발 된 것이 (   )이며 이는 순수 납이 아니기 때문에 납과 동일한 차폐율을 확보하기 위해선 (   )%정도 두께를 추가해야 한다.

(예. 10MV 엑스선을 차폐할 경우 납은 7cm 필요하지만 저용융점 납합금은 (   ) cm가 필요)

⇒ 차폐블록 재료

- · **저용융점 납합금**, Lipowitz metal(Brand name, Cerrobend)
- · **재료의 구성** : Bi(50%)+Pb(26.7%)+Sn(=Tin, 13.3%)+Cd(10%)
- · **용융점**: 70° (가공이 용이)

⇒ 납합금의 사용은 독성과 환자마다 개별적으로 제작을 해야 하는 불편함이 있고, MLC의 개발로 납합금의 사용은 점차 감소되고 있다. MLC는 빠른 시간에 정상조직차폐 모양을 만들 수 있고 방사선사의 업무를 편하게 해 주지만 곡면에 대한 방어나 반음영은 납합금이 우수하다.

정답 - 저용융점 납합금, Straight Cut Block(Standard Block), Divergent Block, 5. 저용융점 납합금, 20, 8.4

Comment

- 납과 납합금의 사진을 보여주세요.

순수 납 (직육면체 혹은 정육면체로 생김)	저용융점 납합금 (모양에 곡면이 있음)
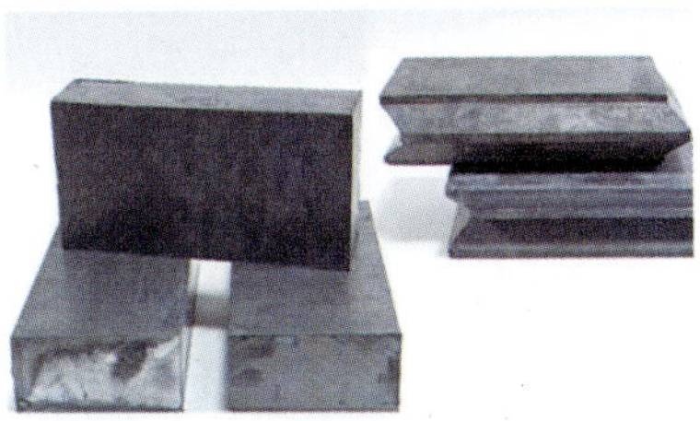	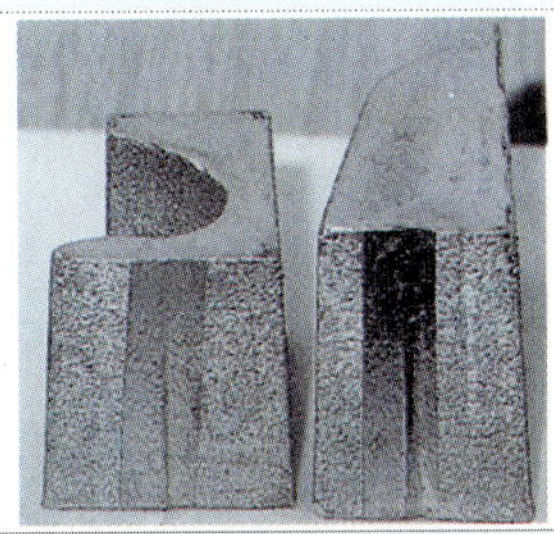

납과 저용융점 납합금의 반음영의 모식도
(가: 저용융점 납합금, 나: 순수납(블록투과반음영이 발생))

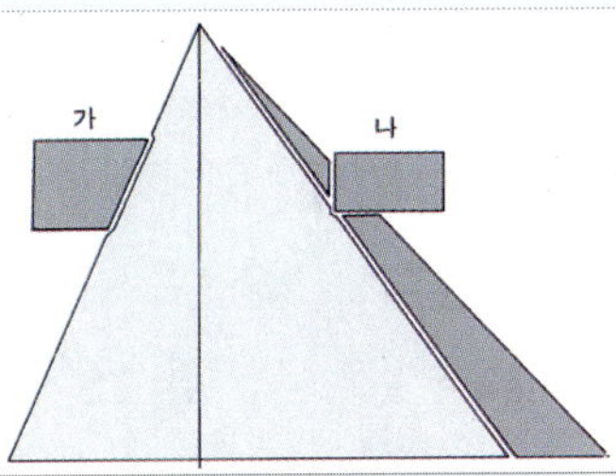

저용융점 납합금 제작
(스티로포머를 이용한 제단 → 스트로폼 제작 → 납합금을 채워서 완성)

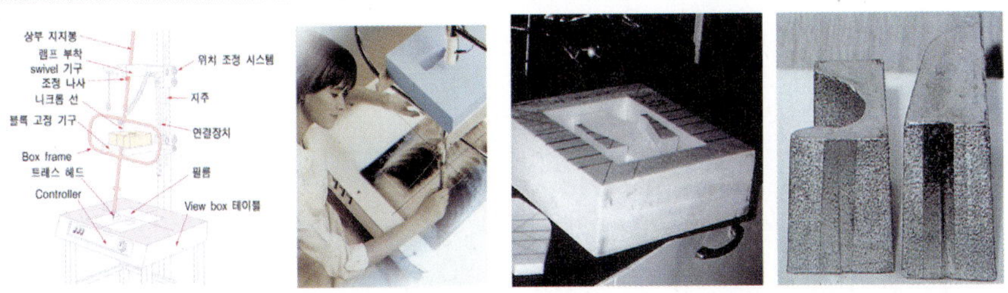

MLC의 차폐모양
(곡면의 차폐가 정밀하지 않고, leaf 사이의 누설선이 발생할 우려가 있음)

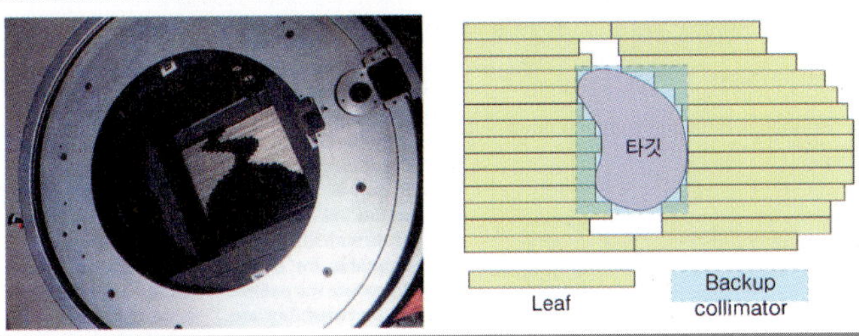

- MLC and Jaw
  ⇒ (　　　): 비대칭 콜리메이터라고 하며, half 빔을 사용할 경우 쓰임
  ⇒ (　　　): 부정형 조사야를 제작할 때 자동이며 독립적으로 조정되는 많은 수의 leaf
    · 과거에는 MLC의 leaf(한 조각)의 두께가 1 cm였지만 현재에는 장비와 기술이 발달됨에 따라 0.5 cm 내지 0.25 cm로 leaf 두께가 얇아짐
    → 이는 정상조직을 좀 더 세밀하게 방어할 수 있다는 것을 의미함
    [하지만 완벽한 곡선을 재현하지 못하므로 납합금블록 보다 차폐력이 떨어짐]

⇒ Jaw의 필요성

1. 인접조사야 부분을 치료할 경우 Jaw를 이용한 half beam을 사용하면 과선량오류를 극복할 수 있음
2. collimator를 움직이면서 방사선을 조사할 경우 쐐기필터 선량분포를 구현할 수 있음

문제의 유형

- MLC사진 영상에서 보이는 치료부속기구의 명칭은?
- MLC사진, Block사진 영상에 대한 설명으로 옳은 것은?
- Block에 비하여 MLC가 가지고 있는 장점으로 옳은 것은?

정답-

Jaw, MLC

Comment

- MLC는 선형가속기에만 있나요?

아닙니다. Tomotherapy에도 있고 양성자 치료기에도 있지요

Tomotherapy MLC (Binary MLC라고 함)	양성자 치료기 MLC
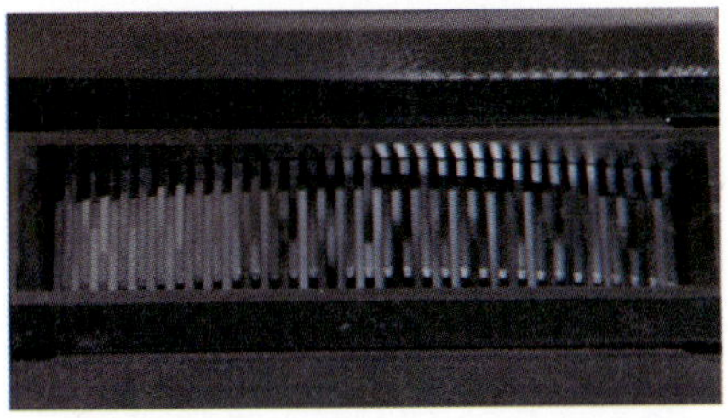	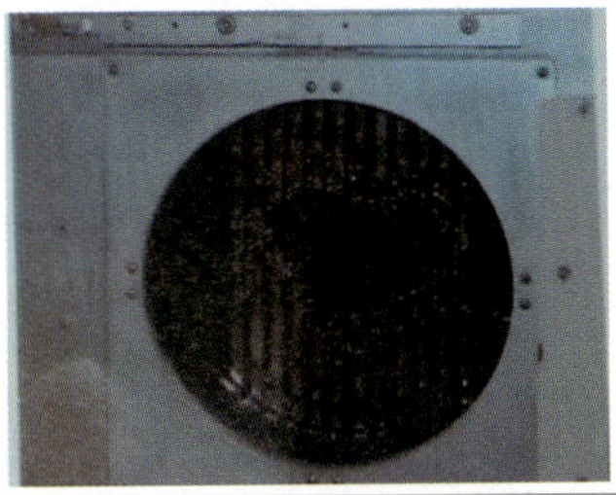

- Jaw를 이용한 방사선 치료를 설명해 주세요.

CSI(craniospinal Irradiation ; 수모세포종의 방사선치료법)를 할 경우 혹은, 머리와 목의 인접 조사야의 경계를 분명히 하여야 할 경우 아래와 같이 나누어 조사합니다.

chest 부분을 치료하면서 두경부를 차폐할 때	두경부를 치료하면서 chest 부분을 차폐할 때
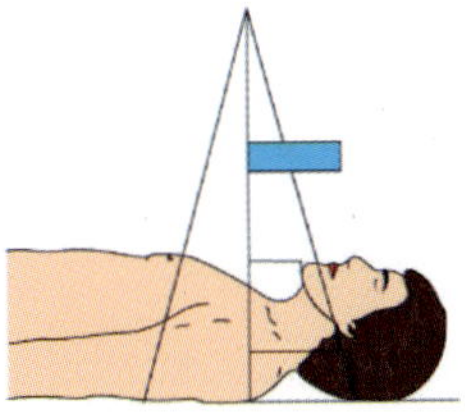	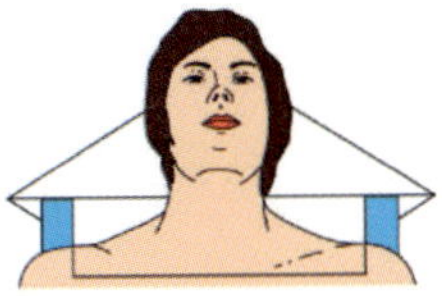

Jaw를 사용하지 않는다면...
오른쪽 영상처럼 인접조사야 부근에 Hot Spot(열점)이 발생하게 됨

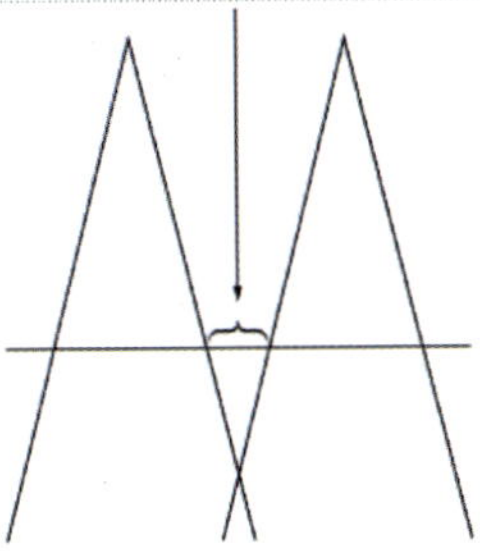

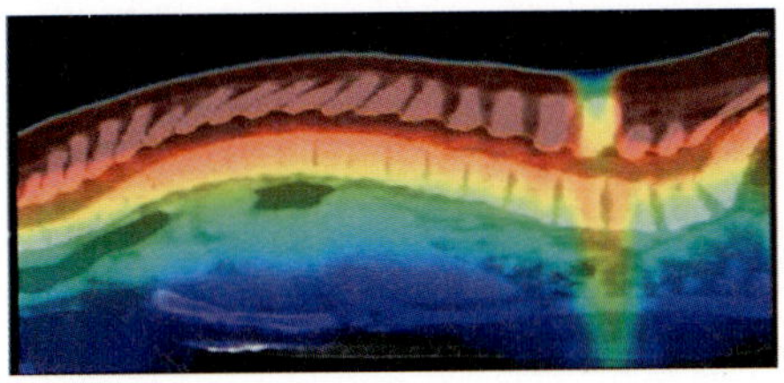

3. 선량분포 변화기구

1) Wedge Filter

- 목적 : 종양조직에 적합한 선량분포를 얻기 위하여 사용
- 재질 : 주로 (　　)을 사용
- 형태 : 쐐기모양
- 사용 선질 : ^{60}Co γ선, 고에너지 엑스선
  [전자선과 저에너지 엑스선은 사용불가 - 차폐가 되어버림]
- Wedge Filter의 사용 : 피부 표면에서 적어도 (　　) cm 이상 유지할 것
  [피부보호효과(skin sparing effect)를 위함]
- 10 cm 깊이 이상의 종양에서는 효과가 없다.

☞ Wedge angle과 Hinge angle

- Wedge Angle(WA): (　)% 등선량곡선이 중심축상의 입사평면과 이루는 각
- Hinge Angle(HA)
  Wedge Filter를 이용하여 두 방향에서 조사할 때 두 방향의 중심선속이 교차하는 내각
- $WA = \frac{1}{2}(180-HA)$　　　$\theta = 90 - \frac{\varphi}{2}$
  WA : Wedge Angle(θ), HA : Hinge angle(φ)

☞ WF(Wedge Transmission Factor)

- wedge filter를 사용 시 : 출력선량 (　　), 조사시간이 (　　)
  (WF는 (　　)보다 작음)

☞ Wedge System

⇒ universal wedge system
- 빔의 중심축과 wedge의 중심이 일치하도록 하는 방식
- 출력이 큰 (　　　　)에 유효
- 출력 조절 가능
- 치료계획의 관점이나 (　　　　)이 간편하여 사용하기 용이

⇒ (　　　　　　) system
- 빔의 출력 감소를 최소화하기 위해
  light field의 경계에 wedge의 엷은 끝이 일치되도록 하는 맞추는 방식
- (　　　　　) 치료기에 양호
- 빔 출력상 경제적임

Comment

- 쐐기 필터는 어떻게 생겼나요?

Wedge Filter

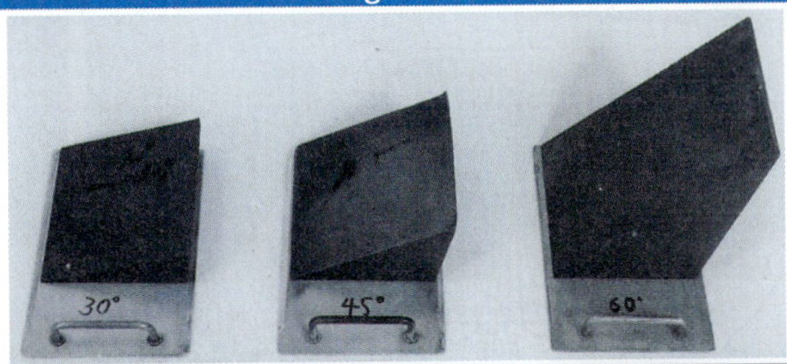

쐐기필터 사용 시 선량분포

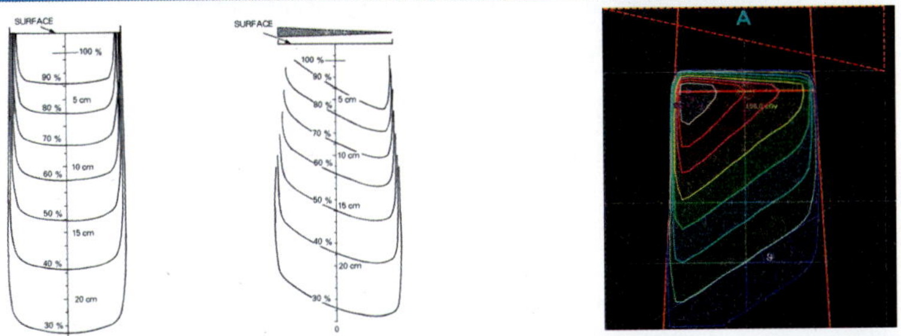

Universal wedge system과 Individualized wedge system

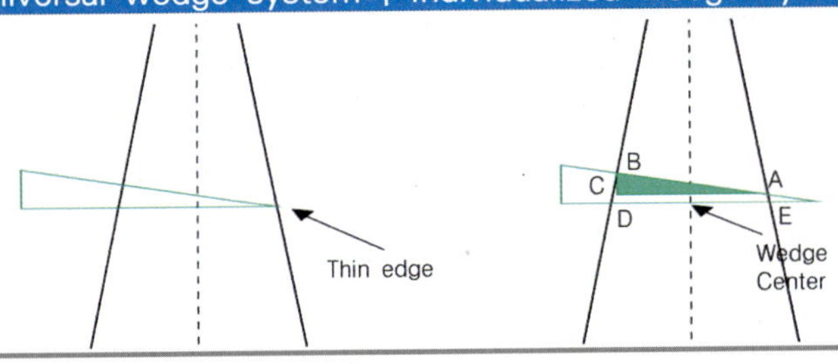

문제의 유형

- (쐐기필터)영상에서 보이는 치료부속기구의 명칭은?
- 쐐기필터를 이용하여 치료하는 가장 대표적인 종양은?
- 30도의 쐐기 각도를 가지고 있는 쐐기필터 2개를 사용하여 치료하는 경우 HA는?
- 쐐기필터를 이용하여 치료할 경우 피부선량을 감소시키기 위해 환자의 피부표면에서 약 몇 cm 이격시키는가?
- 쐐기필터의 각도를 정하는 등선량곡선의 지점은?

정답- 납, 15, 50. 작아진다, 길어진다. 1, Linac 장치, Set up, individualize wedge, 코발트

☞ **동적 쐐기필터 (Dynamic Wedge(DW), Virtual Wedge(VW))**

- 쐐기필터는 납으로 된 물질을 작업자(방사선사)가 직접 끼워야하므로 환자치료 중에 치료실을 출입하여야 하는 번거러움이 있었다. 또한, 조사되는 방사선과 쐐기필터가 충돌하면서 산란선이 발생되기 쉽다. 더욱이 쐐기필터의 장착은 원하는 선량만큼 종양에 부여하려면 더 많은 선량을 치료기가 방출해야 하므로 장비의 부하가 증가된다.
- 이러한 단점을 극복하기 위하여 실제로 쐐기필터를 장착하지 않고도 콜리메이터의 Jaw의 움직임과 선량률의 변화를 이용하여 쐐기필터를 장착한 것과 유사한 선량분포를 얻을 수 있게 개발되었다.
- 이것이 바로 ( )이다.

이름 자체도 쐐기필터를 장착하지 않고 가상으로 만들 수 있다고 해서
'가상쐐기필터(VW, Virtual Wedge)'라고 하거나
collimator가 움직이면서 만들어 낸다고 하여
'동적쐐기필터(DW, Dynamic Wedge)'라고 함

- 동적 쐐기필터의 방식
  ① 콜리메이터의 Y jaw의 움직임을 변화시키고
  선량률(dose rate)을 일정하게 유지하면서 선량분포를 얻는 방식
  ② 콜리메이터의 Y jaw의 움직임은 변화가 없으나
  선량률(does rate)을 변화시키며 선량분포를 얻는 방식

- 고정형 쐐기필터와 동적쐐기필터의 비교

	( )	( )
쐐기필터에 의한 산란선	많다.	적다
종사자의 업무량	많다	적다
장비의 부하	많다	적다
wedge의 방향을 바꾸기 위해선	방향에 맞게 직접 장착	콜리메이터의 방향을 전환
Hot Point(열점)	다소 있다	적다
조사 중 선량률의 변화	X	O
조사 중 Jaw의 움직임	X	O

Comment

- 동적 쐐기필터를 보여주세요.

동적 쐐기필터를 보여줄 수 는 없지요. Jaw가 움직이는 모습을 보여줘야 하는데 사진은 정지영상이기 때문에 보여 줄 수는 없습니다. 하지만 동적 쐐기필터를 이용하여 치료할 경우, 치료실에서의 모니터를 보면 알 수 있지요

VW(DW) 사용한 경우

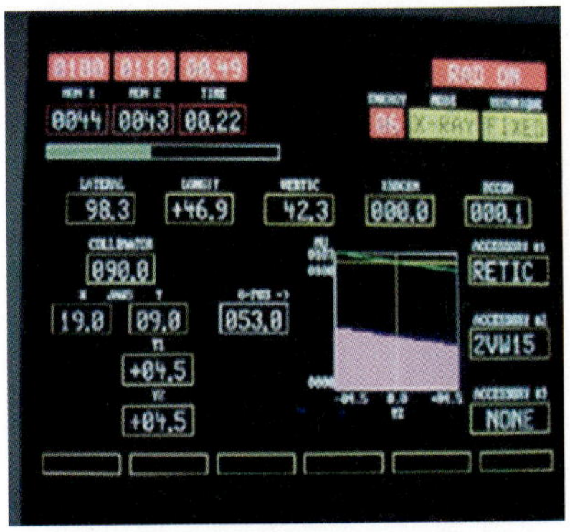

지금 왼쪽영상에서 '2VW15'라는 글씨를 확인할 수가 있지요.
이는 15도 각도를 형성하는 virtual wedge를 사용하고 있다는 뜻입니다.
맨 앞에 2는 wedge를 어느 방향으로 형성하는지를 나타내는 것이지요.
참고로 6MV 엑스선을 사용하였고, 선량은 100MU를 조사하고 있습니다.
MU값이 2개인 이유는 gantry head에 방사선 검출기가 2개이기 때문이지요.
그 중 한 개의 MU가 더 큰 이유는 나머지에 의해 감약된 것을 보상해주어야 하기 때문입니다.

VW의 모식도

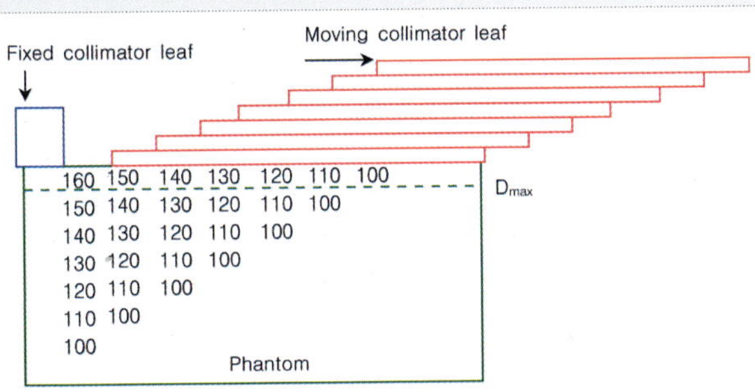

Dynamic Wedge 시스템

문제의 유형

- 고정형쐐기필터와 비교할 때 동적쐐기필터의 장점은?
- 동적쐐기필터를 사용하는 경우 특징으로 옳은 것은?
- (컴퓨터 모니터 영상을 제시)다음 영상에서 확인할 수 있는 쐐기필터의 각도는?
- 동적 쐐기필터는 선형가속기의 어느 부분에서 만들어지는가?
- 동적 쐐기필터와 MLC(혹은 Block)은 함께 사용이 가능한가?

정답- 동적 쐐기필터, 고정형쐐기필터, 동적쐐기필터

2) Bolus

- 사용목적

① 환자 피부에 굴곡된 곡면을 평탄하게 하기 위함

② Bolus 두께만큼 (　　　　　)를 피부 표면쪽으로 이동
[종양이 그 부위에 있으면 치료효과가 증대]

③ 심부 정상조직의 선량을 감소

- 특징

① 피부표면에 요철을 없애 평탄한 표면으로 만듬

② 심부정상조직 선량 감소(인체의 요철을 제거): 종양선량률 증가

③ (　　　　　　　　　　) 효과를 얻을 수 없음

3) Compensating filter

- 조직보상 여과판

- 재질 : 납, 알루미늄, 구리, 파라핀
(원자번호 높을수록 두께는 얇아지고 산란선이 저하되어 선질이 양호)

① 고에너지 광자선을 치료할 때 주로 사용하며 전자선 치료 시에도 사용가능

② 굴곡된 체표면의 선량분포를 균등하게 해 줌

③ 피부표면과 일정한 거리 (　) cm 이상 두고 사용함

④ **피부보호효과(SSE, skin sparing effect) 있음**

문제의 유형

- Bolus의 사용목적으로 옳은 것은?
- 10 MV 에너지를 사용하여 심부 1.5 cm에 위치한 종양을 치료하려고 할 때 필요한 Bolus 두께는?
- 조직보상여과판의 재질로 옳지 않은 것은?
- 피부보호효과가 있는 것은?
- 피부표면과 일정한 거리를 이격시켜야 하는 것은?

정답- Build up dose(혹은 최대선량), 피부보호, 15

Comment

– 볼루스와 조직보상여과판의 사진을 보여주세요.

Bolus	Compensating Filter

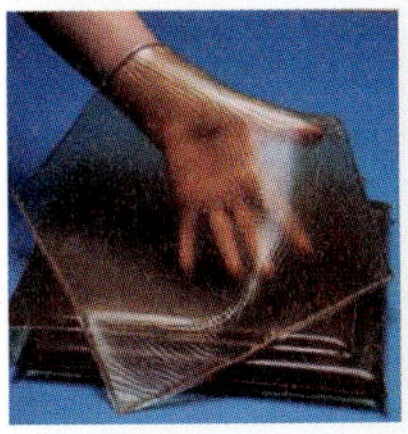
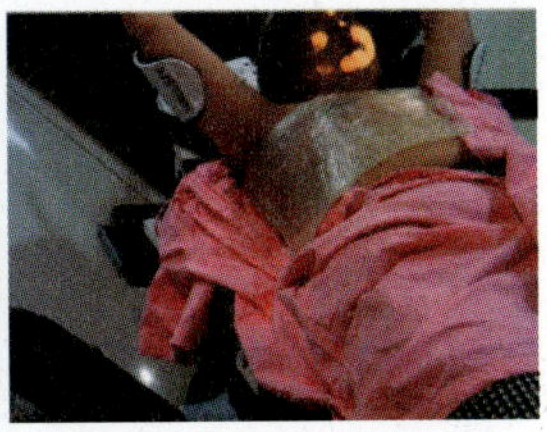
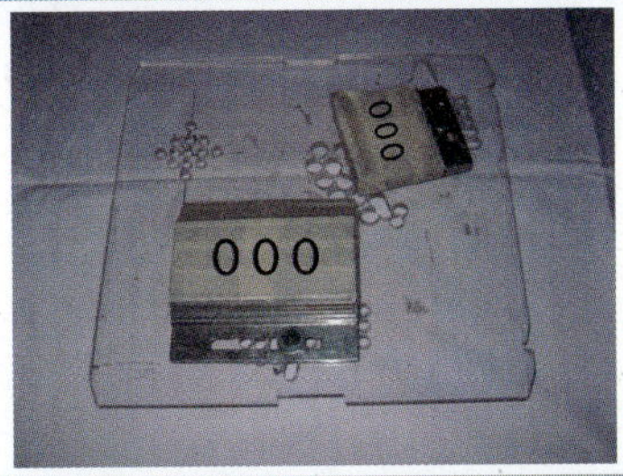

주로 사용하는 병변	주로 사용하는 병변
· 피부암이나 표재성 종양과 같은 피부에 근접한 암을 치료할 때 많이 쓰임 · 피부암: 투과력이 약한 전자선을 많이 사용함 즉, Bolus는 전자선과 주로 많이 사용함 [물론, 엑스선과도 사용가능]	· TBI나 TSEI와 같이 전신조사 시 두께에 따른 보정이 필요한 경우

조직보상여과판 제작모식도

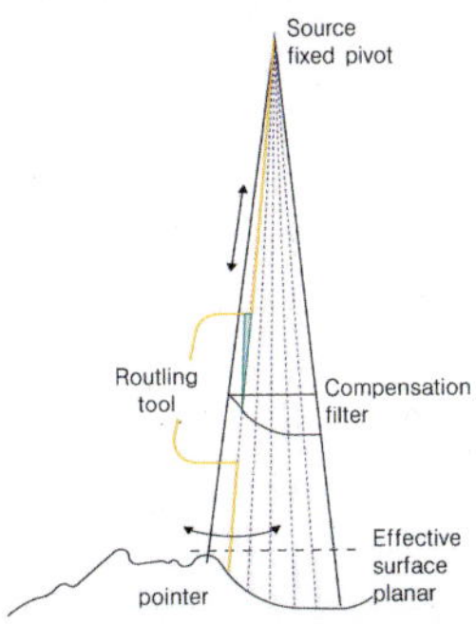

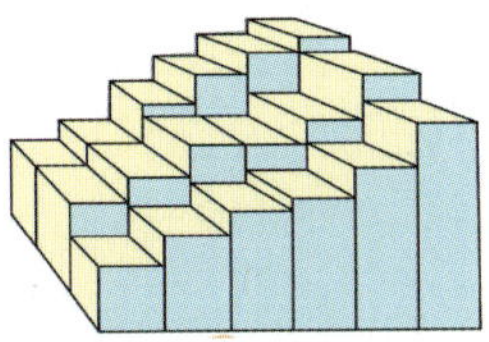
[A] 2차원 보상필터

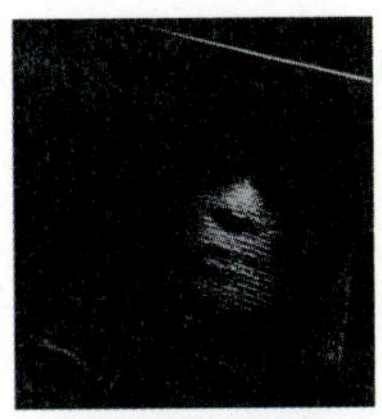
[B] 3차원 보상필터

TBI시 조직보상여과판 적용의 모식도

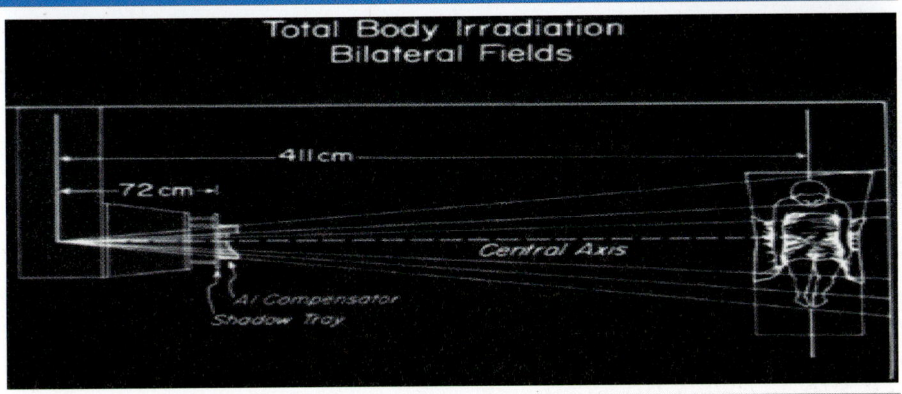

4. 환자자세 고정용 기구

1) Pillow

① (   )부위에 발생한 암 치료에 사용함
② Aqua plaster 혹은 Arm-holder나 Arm-rest와 함께 쓰임
③ 우레탄이나 투명한 강화 플라스틱 소재를 사용하여 방사선의 감약을 줄임
④ 크기와 높이에 따라 종류가 달라 치료에 적합한 것으로 개별 선택 가능함

2) Aquaplast

① 75도 정도 되는 물에 담그면 녹여서 정형할 수 있음
② 열을 가하면 녹는 플라스틱이라고 해서 (   )라고도 함
③ 주로 (   )에 종양이 위치한 환자에게 사용을 하고 있음
[Aquaplast는 고정용 기구이므로 바닥에 고정할 수 있는 틀과 함께 써야함
→ 이를 (   )라고 하며 이 또한 공기등가물질임]
④ Aquaplast는 벌집처럼 구멍이 있는데 두개부의 경우는 호흡도 할 수 있게 하고 (   )하기 위함이다.
⑤ Aquaplast의 사용으로 피부선량이 증가할 수 있음

3) Breast Board

① (   ) 부위에 발생한 암 치료에 사용함
② 상체를 일정한 각도로 거상 시키는 이유는 (   )하기 위함

4) Wing Board

① (   ) 부위에 발생한 암 치료에 사용함
② pillow를 사용하며 Supine 자세에서 손잡이를 잡은 채로 사용함

5) MeV Green

① 녹색으로 된 환자 고정기구
② A용액과 B용액을 섞은 뒤 비닐에 넣으면 부풀면서 고정체를 만들 수 있음
③ 특별한 모양을 고안할 수 있으므로 주로 상지나 하지 등에 많이 사용
④ 장점 : 고정기구가 견고하며 파손의 우려가 적음
⑤ 단점 : (   )을 할 수 없음.

6) Vac-lock

① 비닐에 작은 알갱이가 들어가 있어 필요부위에 위치 후 진공상태로 만들면 고정할 수 있음
② 장점 : (   )이 가능함
③ 단점 : 파손 시 사용불가, 재사용 시 위생을 철저히 하여야 할 것

Comment

- 자세고정기구는 어떻게 생겼지요?

Pillow

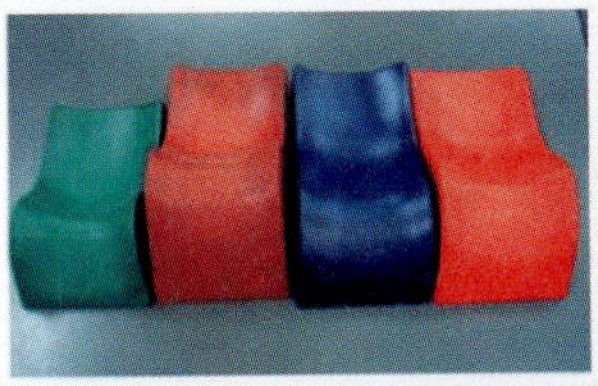

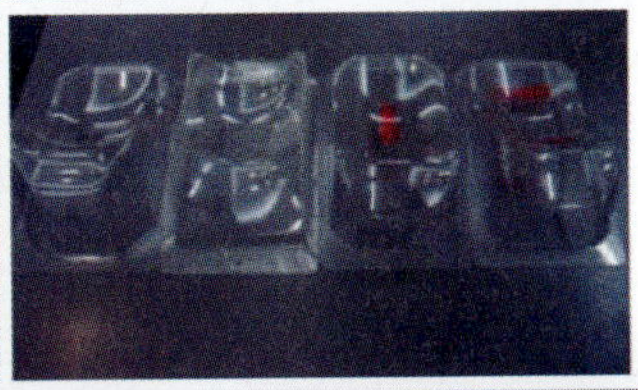

Aqua Plast

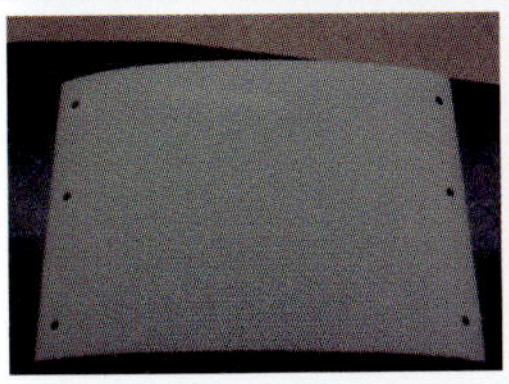

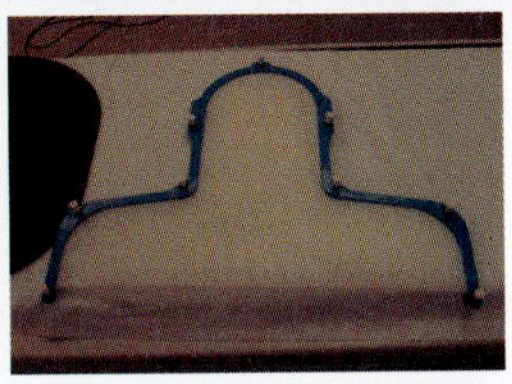

Plate

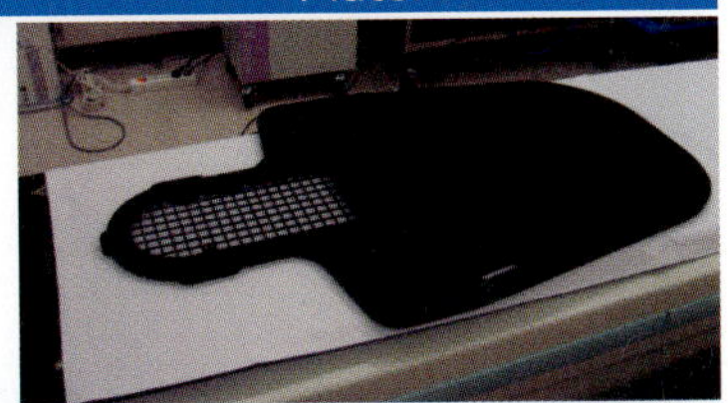

Breast Board

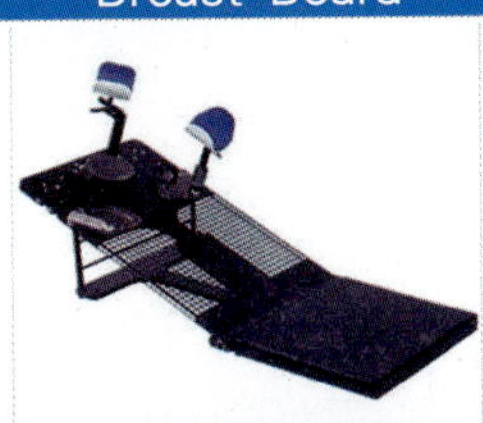

Wing Board

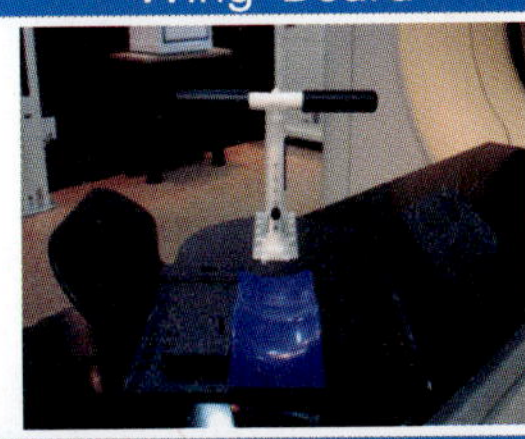

MeV Green

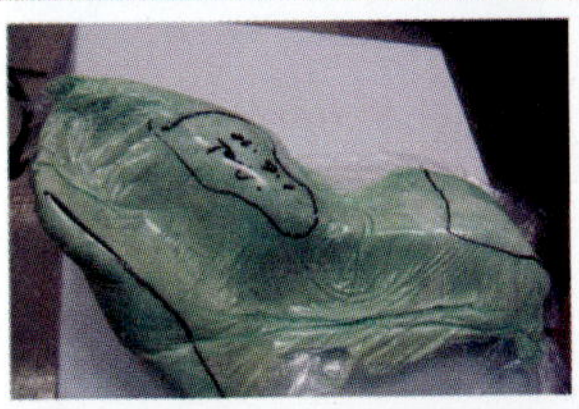

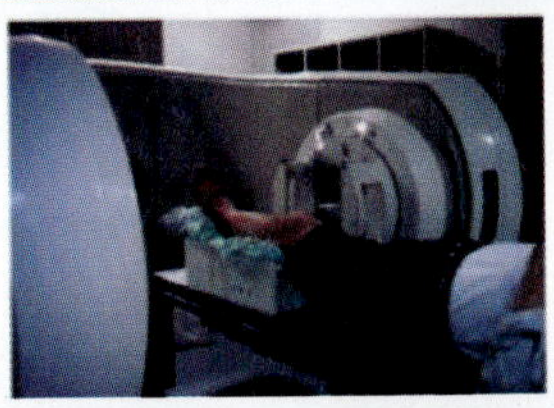

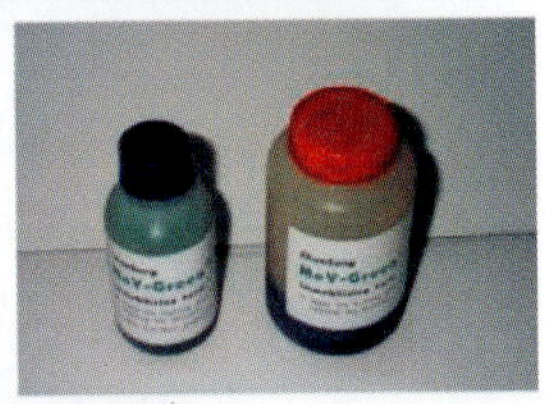

Vaclock

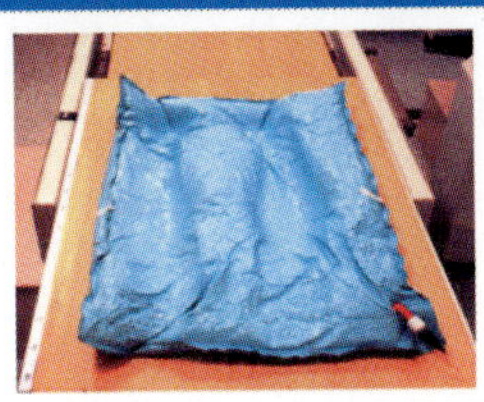

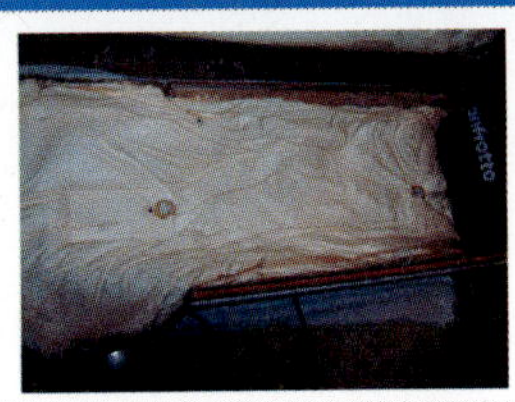

문제의 유형
- 고정기구의 생김새와 이름, 그리고 쓰이는 병변을 정확히 알아야 합니다.

정답- 두경부, Themoplater. 두경부, plate, 산란선발생을 최소화, 흉벽위, 정상조직을 보호, 흉복부, 흉부재활용, 재활용

5. 기타 다른 치료보조기구

1) Belly Board

① (   )암 치료 시 사용
② 이를 사용하면 (   )부위의 피폭을 방지할 수 있음
③ 재질은 공기등가물질인 강화 스티로폼으로 구성됨

2) SBED(Small Bowel Elimination Device)

① (   )암 치료 시 사용
② 이를 사용하면 (   )부위의 피폭을 방지할 수 있음
③ 재질은 공기등가물질인 강화 스티로폼으로 구성됨
④ Belly Board와 같은 역할을 함

3) Testis shield

① 남성의 골반부 방사선치료 시 (   )부위의 차폐를 위해 사용됨
② 재질은 납으로 되어 있으며 주로 전자선 치료 시 차폐를 위해 사용

4) Lens Shield

① 안구의 방사선치료 시 (   )의 차폐를 위해 사용
② 전자선을 차폐할 경우와 광자선(엑스선)을 차폐할 경우가 각각 다름
③ 전자선을 차폐할 경우 제동방사를 고려하여 알루미늄과 납으로 2중 차폐함

5) Mouth Piece

① 구강부를 포함한 두경부암 치료 시 조사야에 혀를 제외시키려는 것이 목적
② 혀에 높은 선량이 흡수되면 미각상실, 부정확한 발음, 침샘파괴 등이 나타남

6) Tilting Head Holder

① 치료부위가 머리부분일 경우 환자의 머리를 세우기 위해 사용함
② 안구를 피하면서 (   )종양을 효과적으로 치료하기 위해 사용함

7) Gold Pin

① 사이버나이프치료나 호흡조절 방사선치료 시 (   )를 확인하기 위해 사용
② 금으로 되어 있으며 치료가 종료되어도 제거하지 않음
③ 초음파 유도하에 삽입함

정답- 곧창자(자궁경부), 소장점막, 곧창자(자궁경부), 소장점막, 고환, 동공, 뇌하수체, 종양위치

Comment

- 이와 같은 기구는 어떻게 생겼나요?

Belly Board

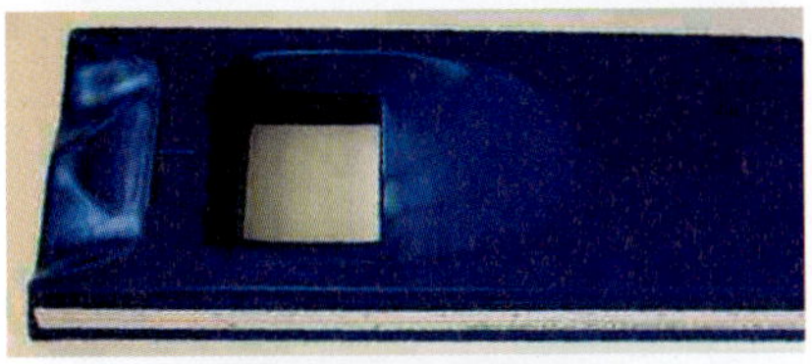

SBED

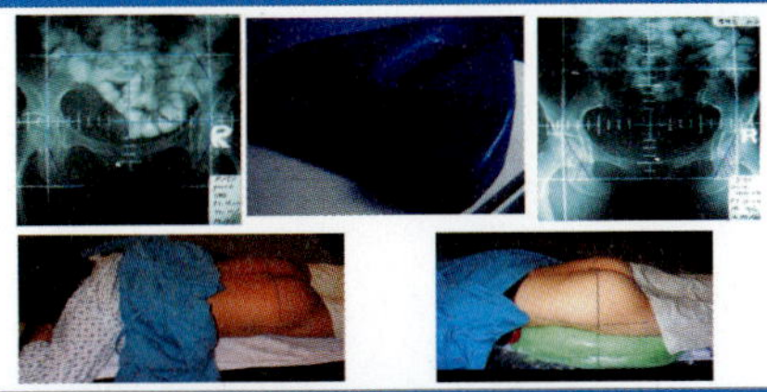

Testis Shield

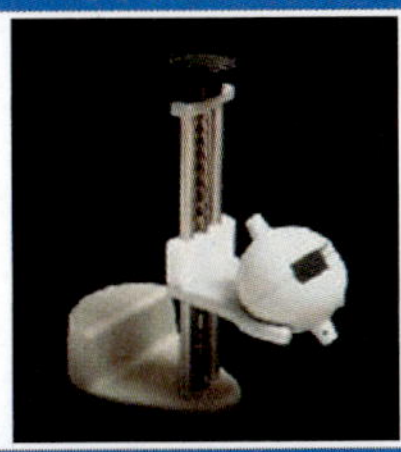

Mouth Piece

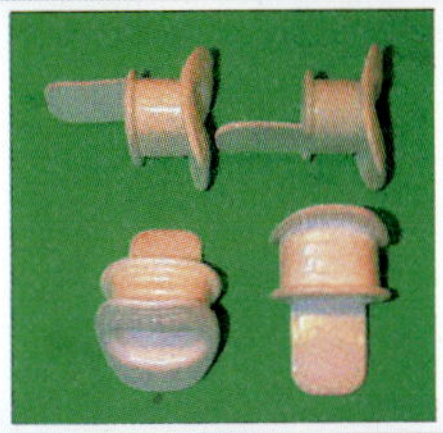

Lens Shield

전자선용 block

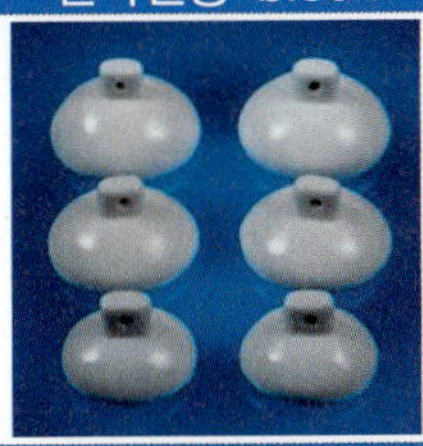

광자선용 block(Hanging block 이라고도 함)

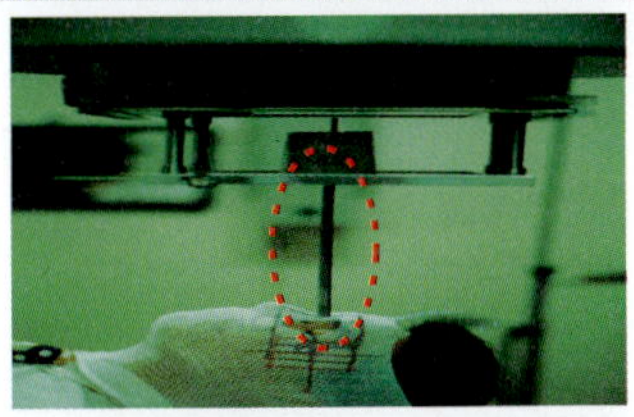

Tilting Head Holder

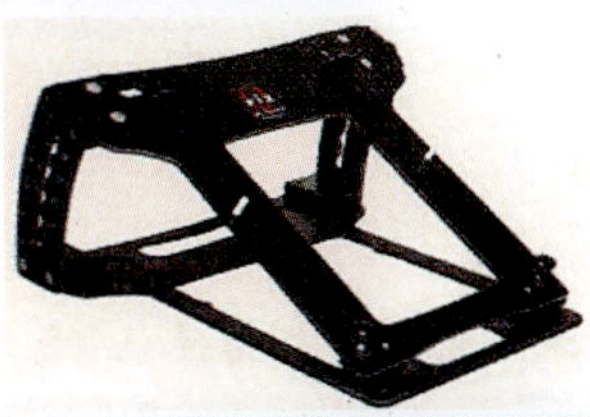

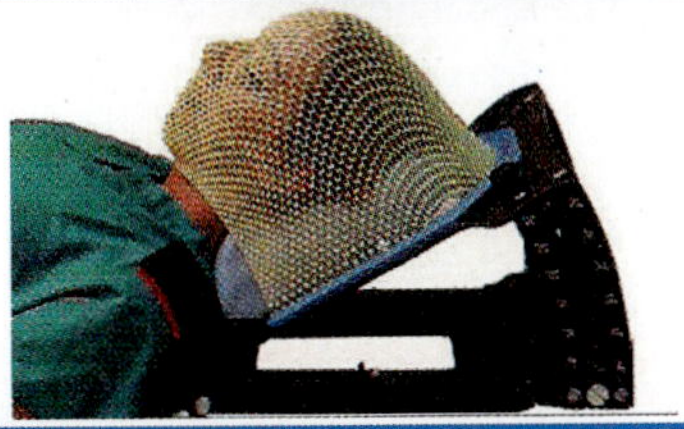

Gold Pin

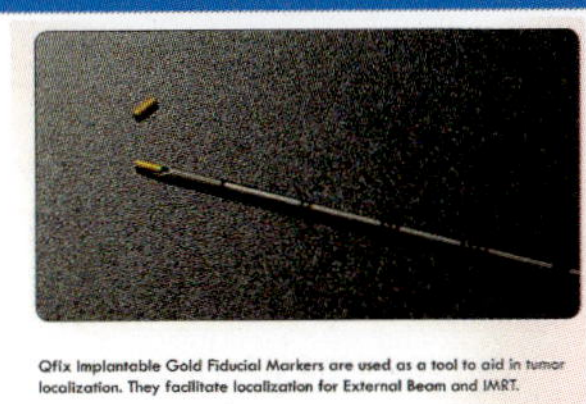

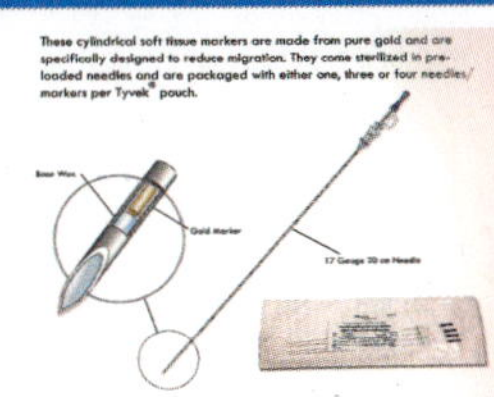

문제의 유형

- 고정기구의 생김새와 이름, 그리고 쓰이는 병변을 정확히 알아야 합니다.

memo

09 CHAPTER 특수치료 및 최신치료

방사선치료기술은 날이 갈수록 새로운 기법이 개발되고 최첨단 치료가 소개되고 있다. 방사선치료학의 교재에 새로운 치료기술을 소개한다고 하더라도 워낙 빠르게 발전하고 있는 상황이라 모든 치료기술을 완벽하게 제공하기는 어렵다.
본 장에서는 선형가속기를 이용한 특수치료부터 특수한 기능을 가진 몇 가지 치료시스템들에 대해서 소개하고자 한다.

제 9 장의 Must Have Item

☞ 3차원 입체조형치료를 설명할 수 있다.
☞ 강도변조 방사선치료를 설명할 수 있다.
☞ 영상유도 방사선치료를 설명할 수 있다.
☞ 4차원 방사선치료를 설명할 수 있다.
☞ 전신 방사선치료법을 설명할 수 있다.
☞ 정위적 방사선치료를 설명할 수 있다.
☞ 입자방사선치료를 설명할 수 있다.
☞ 특수한 방식의 방사선 치료장비를 설명할 수 있다.
1) Tomotherapy
2) Cyberknife
3) 고속정밀치료기(Novalis, Rapid Arc, Truebeam)

1. 3차원 입체조형치료

- 3-Dimension Radiation Therapy
- 고에너지 엑스선을 이용한 치료법
- MLC 혹은 Block 이용하여 정상조직을 차폐하며 치료.
- 병소 이외의 정상조직 보호효과가 우수.
- 신체 모든 부위에 생기는 종양들에 적용이 가능.
- CT의 도입으로 종양과 정상조직의 구조물을 3차원적으로 확인이 가능해졌음.
- (   )를 이용하여 모의치료 후 치료계획을 작성, 치료에 적용하는 방식
- 2차원적 coplaner beam(동일평면)과는 달리 3차원적인 여러 방향에서 조사하는 (   )을 이용할 수 있음

- CT 모의치료를 사용하면서 만나게 되는 특별한 용어

① (　　　)
- 관심영역을 중심으로 한 연속의 CT, MRI 이미지 등의 영상에 의해 묘출된 각종의 장기 및 Target Volume 등 Field 내부구조를 관찰자 눈을 선원의 위치에서 Beam 축을 따라가며 관찰하는 방법
- Non-coplanar의 3차원 치료계획에 필요함
(즉, CT simulator가 필요함)
- 치료계획에서 환자의 위치 결정은 대부분 simulator를 이용해 엑스선 필름상에 투영된 영상을 기본으로 해서 시행
- 3차원 입체치료시 전자선속이 항상 타깃을 주시하고 있음

② (　　　)
- 치료실을 기준으로 환자 치료 시 갠트리의 상태나 치료테이블의 위치를 알 수 있으며 갠트리와 테이블, 갠트리와 환자의 충돌 여부를 알기 쉽다.

③ (　　　)
- 환자의 치료부위에 방사선의 조사방향을 3차원적으로 관찰가능.

④ DVH(**선량체적곡선**, Dose Volume Histogram)
[7장 - 방사선치료계획과 시스템 참조]

⑤ (　　　)
- CT 모의치료를 한 후에 얻어지는 횡단면의 영상을 재구성하여 얻음
- 2차원 모의치료에서 얻어지는 모의치료사진과 유사한 영상을 얻을 수 있음
- 치료부위 확인 촬영 후(L-gram) 비교하는데 사용.

정답- CT-simulator, Non-coplaner(비동일평면), BEV(Beam's Eye View), REV(Room's Eye view), 3D-view, DRR(Digital Reconstructed Radiography)

Comment

- 3차원 입체조형치료법에 대해 설명해 주세요

과거 2차원적으로 전, 후, 좌, 우 에서만 치료를 시행했을 때는 정상조직과 종양조직이 겹쳐진 부위가 있었기 때문에 치료가능비가 낮았습니다. 하지만 CT가 개발되고 환자의 종양조직과 정상조직이 3차원적으로 관찰이 가능하게 되어 과거처럼 반드시 전, 후, 좌, 우의 방향은 물론이고 비스듬한 방향이나 축방향 등등 빔 방향의 제한성이 없어지게 되었습니다.

이렇게 조사하는 것이 바로 비동일평면조사(Non-coplaner)라는 것입니다.

또한, 종양조직과 정상조직을 컴퓨터로 구분할 수 있어 치료계획 시스템과 연동하여 실제 치료 시 예상되는 흡수선량을 알 수 있게 되었습니다(DVH).

- 사진을 보여주세요.

2차원 방사선치료계획	3차원 방사선치료계획
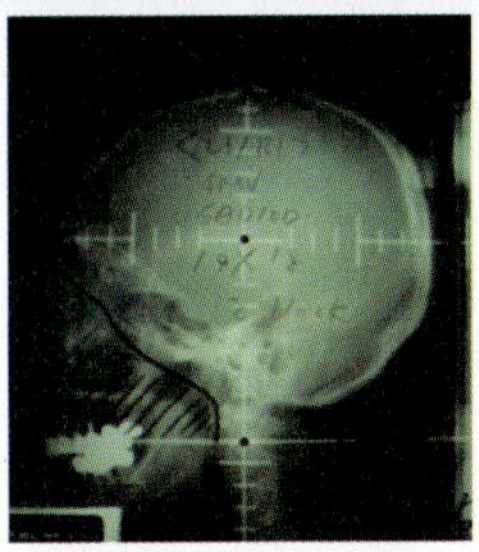	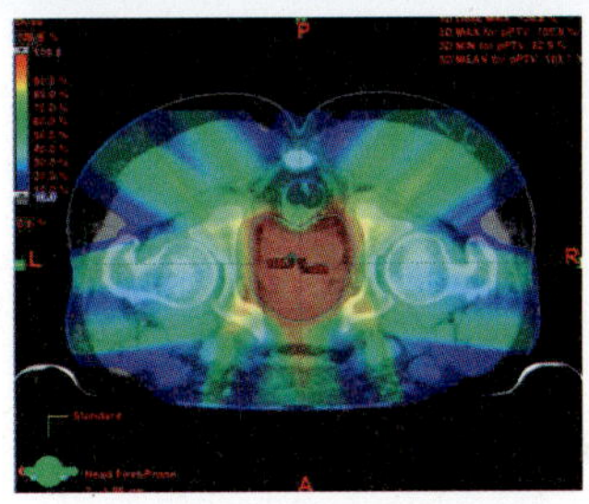
2차원 치료계획은 일반촬영영상처럼 보이는 것이 특징	3차원 치료계획은 CT영상처럼 보이는 것이 특징

BEV(Beam's Eye View)	REV(Room's Eye View)	3D view
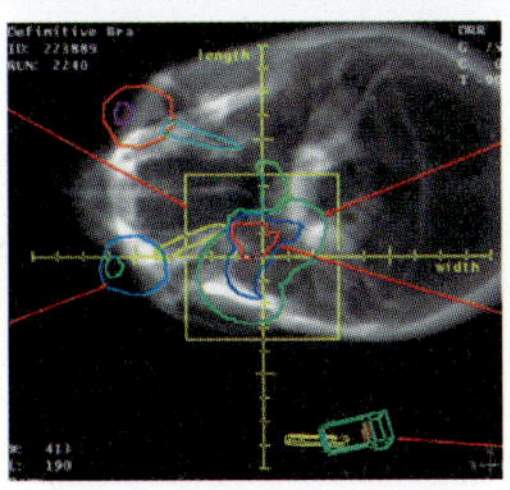	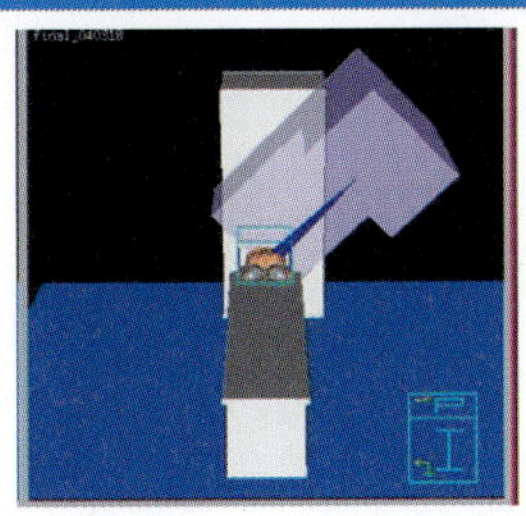	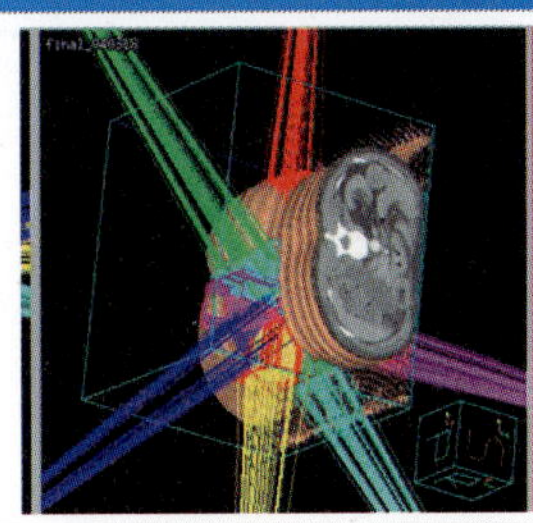

문제의 유형

- 3차원 입체조형치료는 전자선으로 가능한가?
- 영상의 치료법은?
- BEV에 대한 설명으로 옳은 것은?

Comment

- 사진을 보여주세요.

2D Simulation Film	DRR (Digital Reconstructed Radiography)
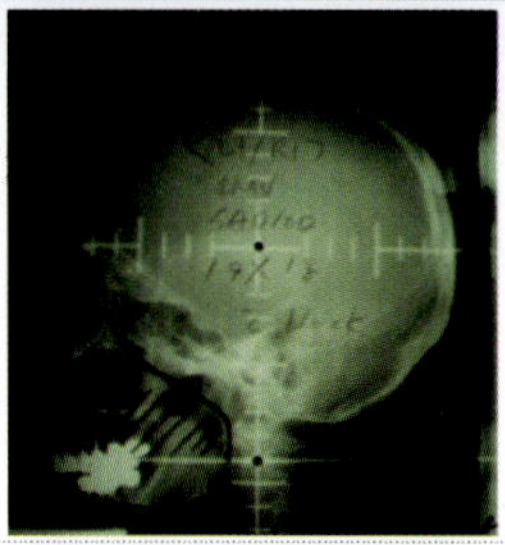	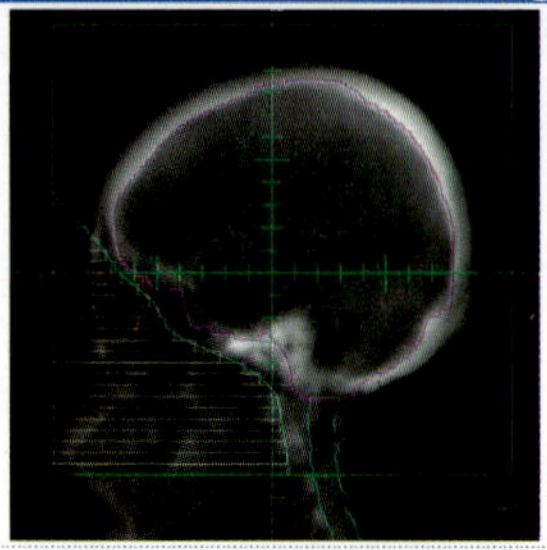
DRR보다 선예도가 높음	영상이 전체적으로 흐릿함

DVH	
적산형 DVH	미분형 DVH
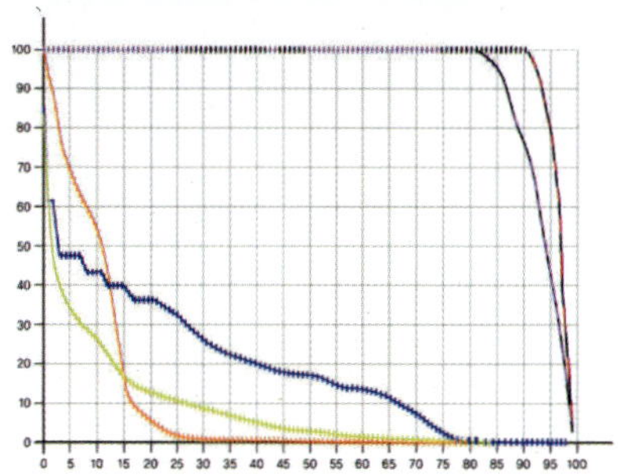	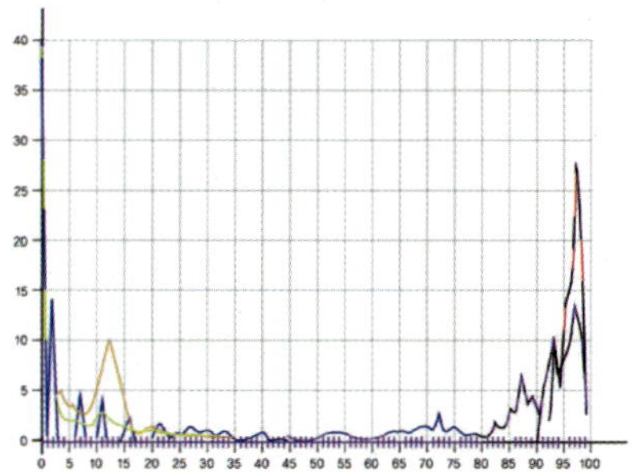

문제의 유형

- (2D와 CT DRR영상을 제시 한 후) 영상 중 CT를 이용한 모의치료영상은?
- DVH에서 PTV에 대한 설명으로 옳은 것은?
- DVH에서 정상조직과 종양조직은?

2. 강도변조 방사선치료

- IMRT(Intensity Modulated Radiation Therapy)
- 고에너지 엑스선을 이용한 치료법
- 불균등하고 불균질한 병소에 대하여 (　　)를 이용하여 병소의 크기와 형태에 맞추어 여러 방향에서 다양한 조사면과 방사선의 강도분포를 조절하면서 치료하는 방법.
- 병소에는 최적의 방사선 선량분포를 만들어주며 주변 정상조직에는 방사선량이 최소화 되도록 함(SIB(Simultaneous integrated Boost): 동시통합추가조사)
- IMRT시 치료의 단위 : (　　　　　)
- 치료의 과정

① CT Simulation

· CT 기능을 갖춘 모의치료장치로서 인체의 내부 구조를 3차원적으로 재구성
· 방사선이 통과되는 종양부위와 주변장기를 3차원 영상으로 나타내어 줌
· 치료범위의 결정 및 방사선 조사방법 등을 계획할 수 있게 함

② Planning(**치료계획**)

· 입체치료이상에서 치료계획에 이용하는(　　　　　　　　　　)을 실시

역치료계획은 병변의 부여선량과 주변 정상조직의 내용선량을 입력하면 반대로 빔의 방향, 가중치를 계산하는 방식(순방향 치료계획은 빔의 방향과 가중치를 계산하고 조직에 대한 선량을 알아내는 방식)

③ Treatment

· 갠트리가 일정한 각도에서 멈추거나 운동 중에 그리고 동시에 MLC가 조절되면서 빔을 조사하게 됨
· 이때 MLC가 모양을 만들어 빔을 쏘는 것을 Segment라고 하고 보통 90에서 120개의 Segment로 구성되며 환자가 치료 시간이 길어지게 됨. 그러므로 폐쇄공포증 환자나 심리적으로 불안정한 환자에는 사용을 피하는 것이 좋음

- IMRT의 MLC 구동 방식에 대한 분류

① Step and Shoot **방식**
: MLC의 모양이 완전히 만들어진 후에 빔을 조사하는 방식
: Sliding 방식보다 시간이 오래 걸리는 단점이 있다.

② Sliding Window **방식** : MLC의 모양이 변하면서 빔을 조사하는 방식
: 빠른 시간에 치료가 가능하다

- 정상조직이 인접해있는 병변에 치료효과가 좋다.
- **전립샘암(직장과 방광이 인접), 두경부(목부분)암(귀밑샘, 성대, 척수 등이 인접)**

Comment

- IMRT에 관한 영상을 보여주세요.

IMRT의 모식도

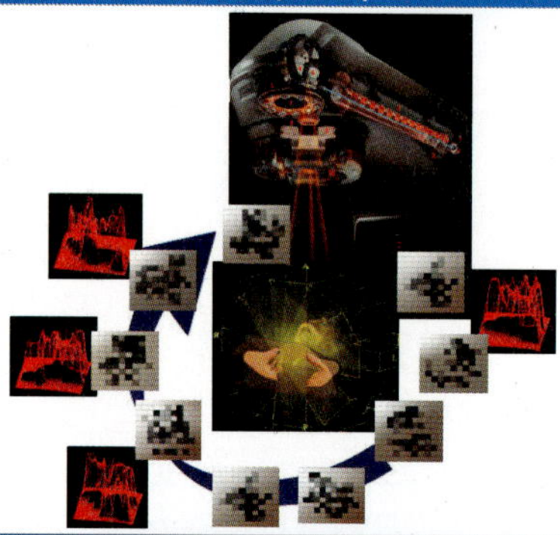

IMRT의 Segment 사진

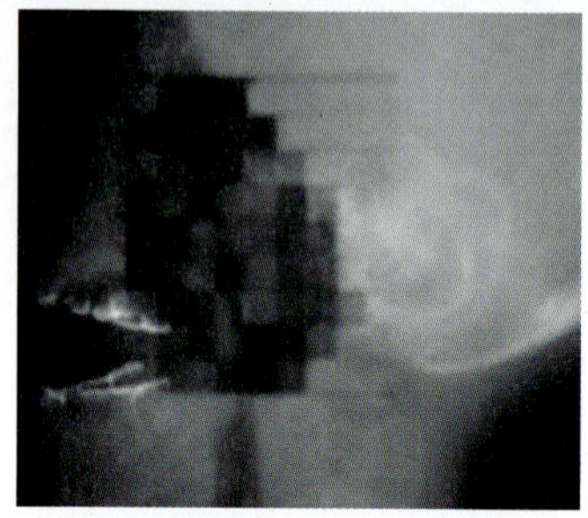

이를 Beamlet 이라고 함

2차원치료 3차원치료 IMRT의 비교

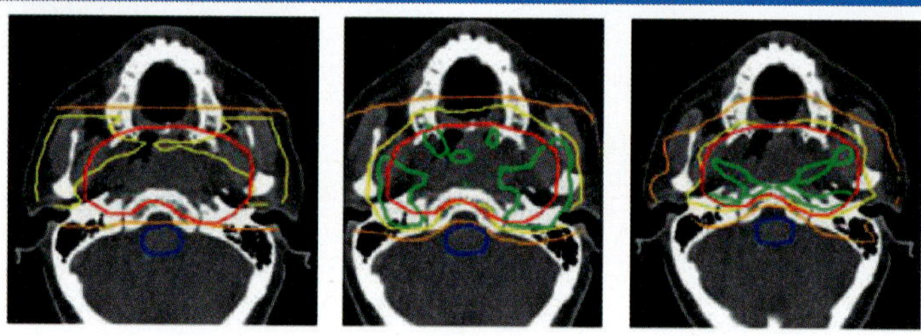

[A] conventional RT [B] 3D-CRT [C] IMRT

MLC를 이용한 Beam의 구성

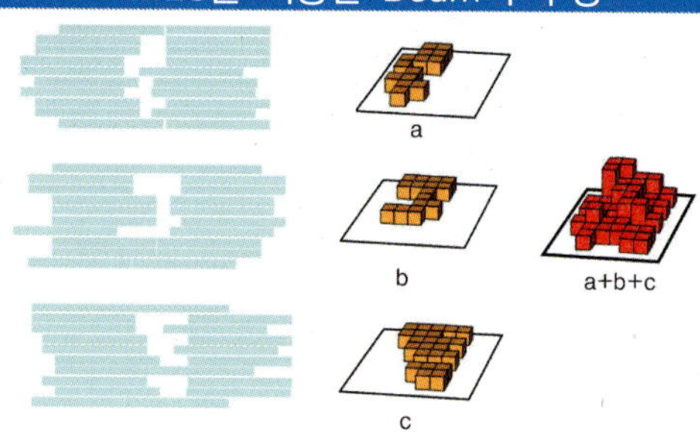

문제의 유형

- IMRT시 치료의 단위는?
- 영상에서 IMRT로 옳은 것은?
- 병변 중 강도변조방사선치료로 치료하기 가장 적합한 병변은?

정답-

MLC, Beamlet, 역치료계획(inverse planing).

3. 영상유도 방사선치료

- IGRT(Image Guided Radiation Therapy)
- 과거 치료부위를 L-gram으로 확인(2차원)하였으나 CT 모의치료를 시행한 이후에 3차원으로 치료부위가 정확한지 확인이 필요하였음. 치료하기 전에 오차가 발생하였으면 교정 후에 치료에 임할 수 있게 되었음.
- 방사선치료를 시행하기 전에 KVCT나 MVCT를 획득하여 실제 치료와 모의치료와의 위치 정확성을 확인한 후에 치료하는 방법
- **종양의 크기변화, 환자 위치의 변화를 알 수 있다.**
  ① MVCT 영상으로 확인 - Tomotherapy
  ② KVCT 영상으로 확인 - On Board 장치, CT on rail 장치 등
  ③ ExacTrac system을 이용하여 영상확인하는 방식 - Cyber knife 등

4. 4차원 방사선치료

- 4DRT (4 Dimension Radiation Therapy)
- RGRT (Respirational Gated Radiation Therapy)
- 고에너지 엑스선을 이용한 치료법
- 호흡에 대한 움직임을 고려하여 종양조직에 적합한 선량을 부여하는 치료법
- 3차원적인 공간에 시간에 따라 변화하는 것을 고려하여 치료에 적용함
- **적용병변 : 폐암, 상복부에 위치한 암**
- 치료의 과정
  ① CT Simulation
  · CT촬영을 하면서 환자의 호흡주기에 따른 영상을 획득함
  · 이를 재구성 하면 환자의 호흡에 대한 종양의 이동거리나 패턴이 측정됨
  · 치료범위의 결정 및 방사선 조사방법 등을 계획할 수 있게 함
  ② Planning(치료계획)
  · 호흡에 따른 종양체적의 변화 패턴을 계산하여 방사선 빔의 위치를 설정함
  · 때문에 PTV에서 호흡에 대한 제약을 극복할 수 있었음
  → ITV과 ETV으로 구별된 이유임
  ③ Treatment
  · 모의치료했을 때 사용하였던 호흡측정 기구를 동일하게 사용
  · 방사선은 특정호흡주기에만 조사가 되거나 호흡에 따라 조사방향도 바뀌게 설정하여 치료
- 치료에 적용하기 어려운 환자 : 호흡조절이 어려운 환자 등

Comment

- 영상유도 방사선치료와 4차원 방사선치료에 대한 영상을 보여주세요.

영상유도 방사선치료

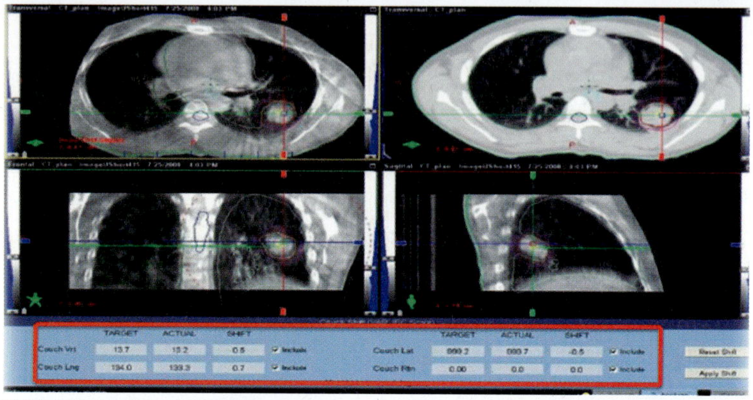

4차원 방사선치료

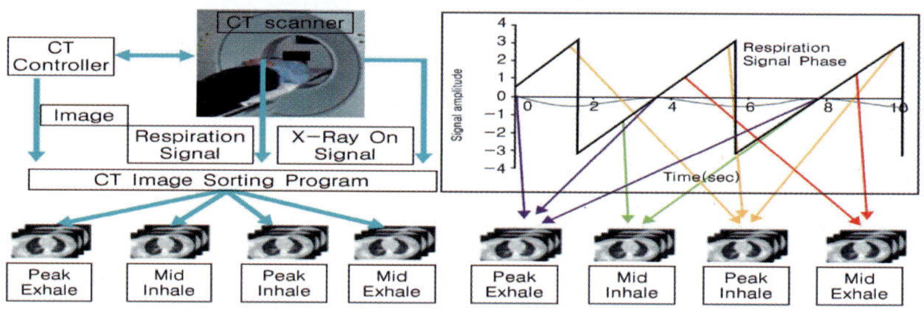

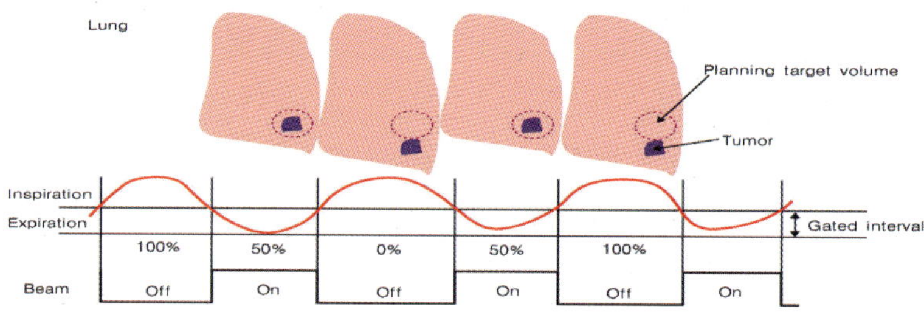

호흡동조 방사선치료

문제의 유형

- 영상유도 방사선치료를 뜻하는 영상은?
- 4차원 방사선 치료가 가능한 병변은?

5. 전신 방사선치료법을 설명할 수 있다.

1) TBI조사법

- <u>골수이식 전</u> 항암제와 함께 이식골수의 거부반응 방지를 목적으로 하며 악성림프종 또는 백혈병에 이용하며 골수 이식 전에 시행
- 특징

① 환자의 감염에 유의하여야 함

② 환자는 마스크를 착용하고 있으며 대체로 나이가 어리고 가운으로 보호됨

③ 몸속으로 방사선이 전달되어 반응해야 하므로 (   )을 사용함

④ 주요한 부작용은 (   )이다.

⑤ 폐에 있는 세포들의 부작용을 줄이기 위해 (   ) 선량률을 이용한다.

⑥ 산란되는 광자를 이용하는 것이 효과적이다. 따라서 (   )를 사용

⑦ Beam Spoiler는 두꺼울수록, 환자와의 거리가 짧을수록 산란선을 (   ) 발생

⑧ 조사야에 몸전체가 포함 되도록 조사야를 크게 하고 SSD를 크게 함(3-4m)

⑨ 몸의 불균질부를 보상하기 위하여 Gantry head 부분에 (   )을 설치

⑩ 보통 1일 2회 치료한다.

⑪ 치료법은 "SSD를 확대한 (   )법으로 시행"(Long SAD법)

2) TSEI(Total Skin Electron Irradiation)

- 몸 전체에 퍼져있는 전신 피부암의 치료 시 사용
- 특징

① 한 번 조사받을 때 최대면적을 조사 받도록 특별한 체위가 있음

② 피부를 치료하므로 투과력이 낮은 (   )을 이용

③ 눈을 보호하기 위해 동공을 차폐한다.

④ 손, 발톱을 보호하기 위해 납으로 차폐한다.

⑤ 방사선이 전달되지 않는 부분은 추가로 조사한다.(Boost)
(머리위쪽(두정부), 음낭안쪽, 회음부, 발바닥, 유방 밑부분)

⑥

1 Cycle			
1 Day		2 Day	
Superior	Inferior	Superior	Inferior
ANT, RPO, LPO		POST, RAO, LAO	

⑦ 치료법은 (   )치료법을 선택한다.
(Long SSD법)

Comment

- TBI 방사선치료와 TSEB 방사선치료에 대한 영상을 보여주세요

TBI

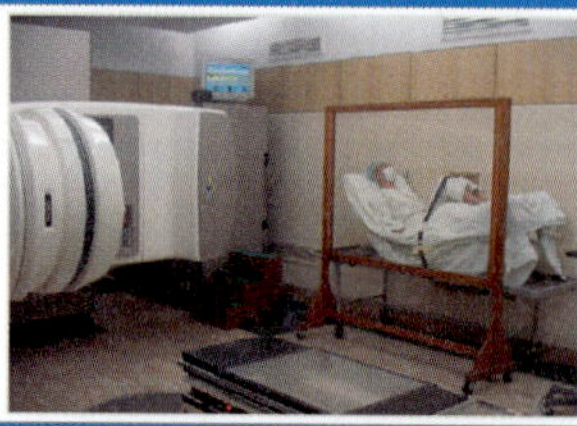

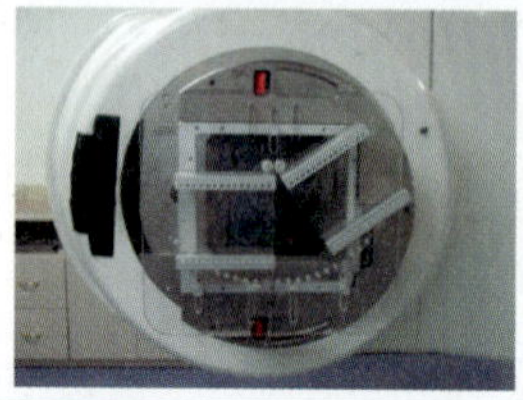

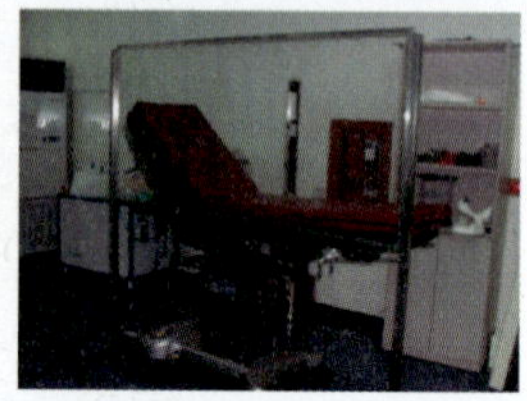

TSEB

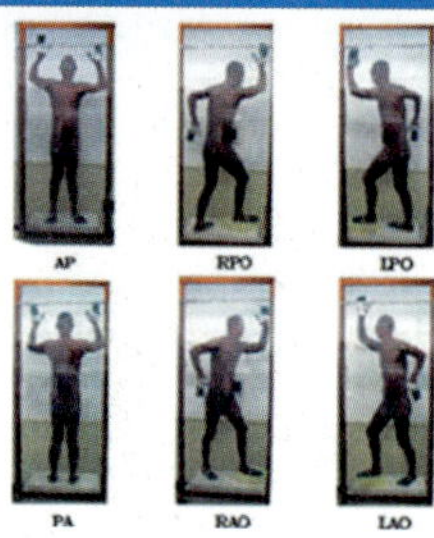

- 치료자세 -

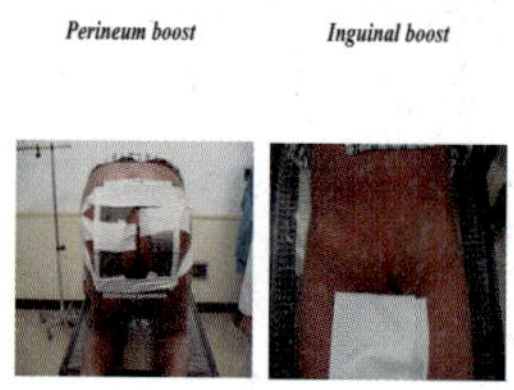

-추가선량-

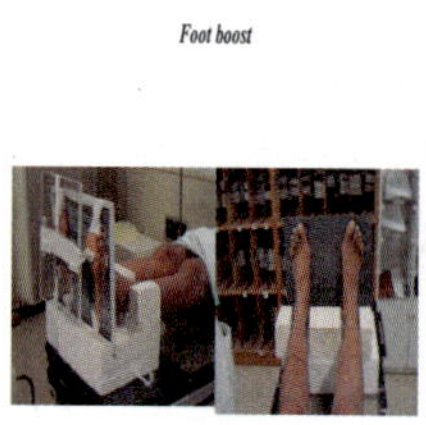

-추가선량-

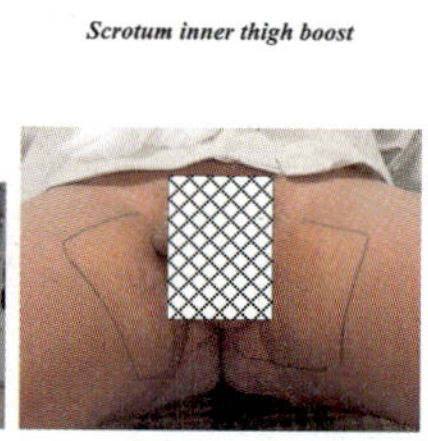

-추가 선량-

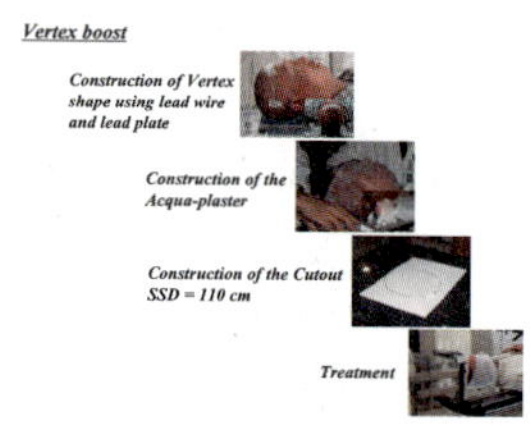

-추가선량-

문제의 유형

- 전신광자선 치료로 적합한 병변은?
- 전신에 퍼진 피부암을 치료하는 치료법은?
- 전신 피부암 치료시 추가 선량전달이 필요한 부위는?
- 전신 광자선 치료에 대한 설명으로 옳은 것은?
- 전신 피부암 치료에서 차폐가 필요한 부위는?

정답- 엑스선(광자선), 방사성폐렴, 저, 빔산란판(spoiler), 많이, 조직보상여과판, SAD, 전자선, SSD

6. 정위적 방사선수술

- Stereotactic Radio Surgery(SRS)
- 외과적 수술이 어려운 뇌질환 환자에 유용
- 일반적으로 1회 대선량으로 치료가 종료(일회조사)
  → 1회 대선량으로 치료를 끝내는 것을 정위적방사선수술이라고 함
- 현재에는 분할조사가 가능(비침습적)하여 분할정위적방사선치료(Fractionated Stereotactic Radiation Therapy)로 불리고 있음
  → 분할조사는 '수술'이라는 용어를 쓰지 않고 '치료'라는 용어를 씀
- 치료장비의 종류
  ① 선형가속기를 이용한 X-knife → 치료(분할가능)
  ② ^{60}Co 선원을 이용한 γ-knife → 수술(일회조사)
  ③ Cyber knife → 치료(분할가능)

7. 입자방사선치료

- 사이클로트론(Cyclotron) 혹은 싱크로트론을 이용하여 빛의 속도의 60%로 수소 원자의 핵(양성자)를 가속시켜 암 치료에 이용함
- 사용하는 에너지의 범위: (   )~(   ) MeV
- (   ) : 가속된 양성자선은 몸속을 통과하면서 암부위 앞부분의 정상조직은 별 영향을 주지 않다가 암조직 부위에서 에너지를 쏟고 소멸하는 특징
- 체내에 양질의 선량분포
- 방사선에 저감수성 종양치료에 유용

[각 장비에 대한 세부 설명은 9장을 참조]

정답-
50, 250, Bragg peak

memo

9. 특수한 방식의 방사선 치료장비

1) Tomotherapy

[각 장비에 대한 세부 설명은 9장을 참조]

2) Cyberknife

[각 장비에 대한 세부 설명은 9장을 참조]

3) 고속정밀치료기(Novalis, Rapid Arc, Truebeam)

- Novalis
  - 2.5mm와 5.0mm 의 MLC : 고정밀 치료가 가능
  - 1000MU의 고선량률치료가 가능
  - 회전조사가능
  - 영상유도 시 치료대의 이동이 상, 하, 좌, 우는 물론 사방향으로도 움직임
  - 특별한 장비없이 정위적 방사선치료도 가능함

- Rapid Arc
  - 빠른 원호(Arc) 조사를 할 수 있음
  - Dynamic MLC의 동적 변화와 선량률의 변화를 이용하여 IMRT 및 IMAT(Intensity Modulated Arc Therapy)가 가능함
  - 6,10,15,18,20 MV의 엑스선 및 전자선 치료가능
  - OBI가 탑재(IGRT가능)되어있으며 RPM기능(4DRT)이 있음

- True Beam
  - 최대선량률이 매우 높음
  - 선속평탄여과판을 사용하지 않음(FFF, Flattening Filter Free)
  - IMRT, IMAT, VMAT와 정위적 방사선수술 모두 가능함
  - 영상유도 시 치료대의 이동이 상, 하, 좌, 우는 물론 사방향으로도 움직임
  - OBI가 탑재(IGRT가능)되어 있으며 전립샘암 치료시 Calypso system 적용

Commen

- Novalis, Rapid arc, truebeam 영상을 보여주세요.

Novalis

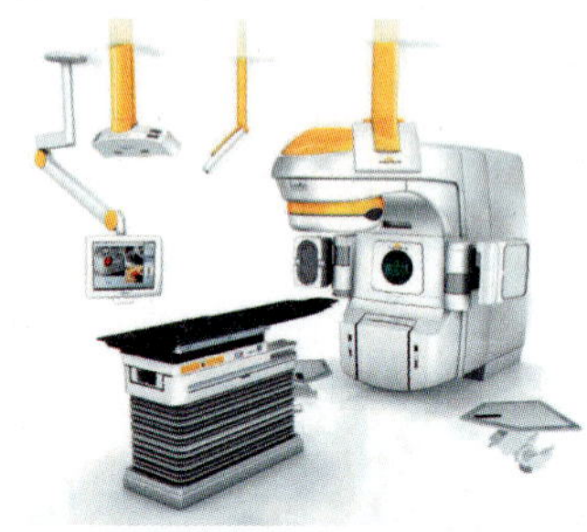

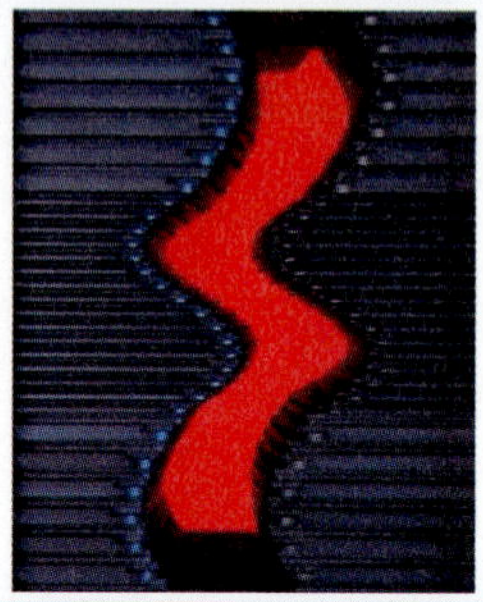

Rapid arc

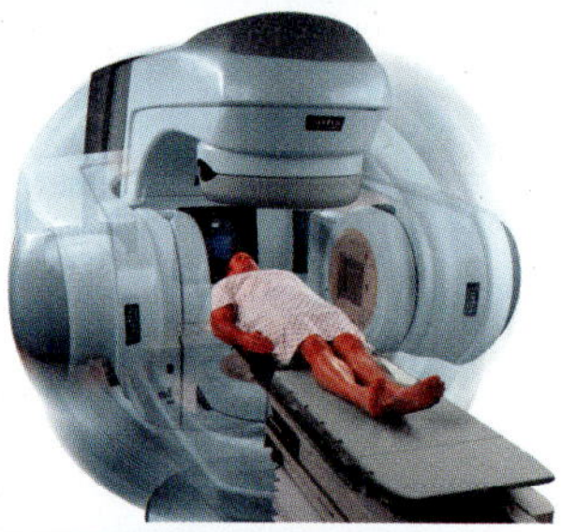

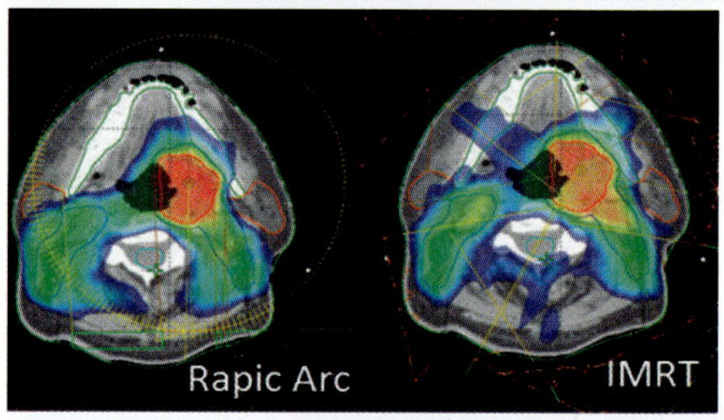

True Beam

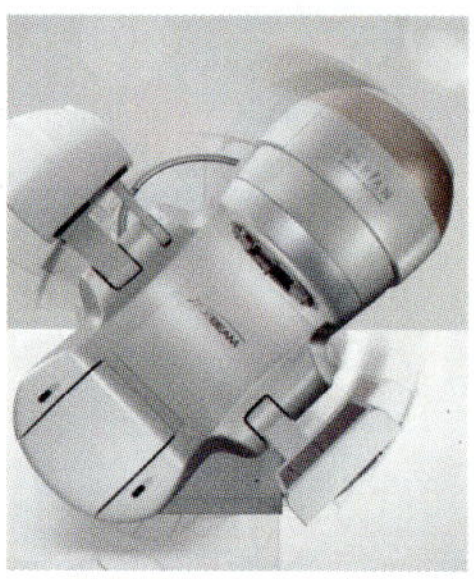

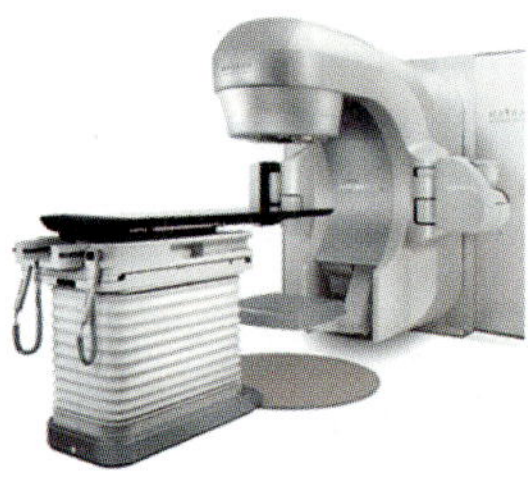

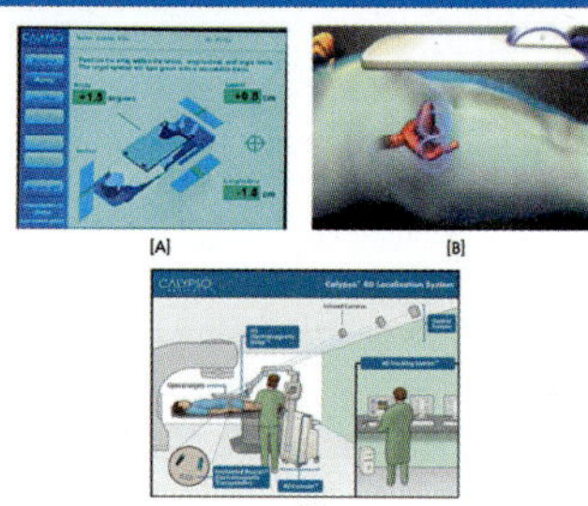

Calypso 시스템

문제의 유형

- True Beam의 Gantry head에서 관찰할 수 없는 부속품은?
- 영상에 대한 설명으로 옳은 것은?

memo

memo

10 CHAPTER 방사선 종류에 따른 치료특징

방사선치료 시 종양의 위치와 병변의 특성에 따라 치료에 사용되는 방사선의 종류가 달라지게 된다. 이 장에서는 방사선의 종류에 따라 달라지는 치료의 특징들에 대해서 알아보기로 한다.

제 10 장의 Must Have Item

☞ 고에너지 엑스선의 치료특징에 대해 설명할 수 있다.

☞ ^{60}Co 원격치료 특징에 대해 설명할 수 있다.

☞ 전자선의 치료특징에 대해 설명할 수 있다.

☞ 고 LET 방사선치료에 대해 설명할 수 있다.

1. 고에너지 엑스선의 특징

- 고에너지 X선 : (　　　)MV 이상
- 장점
  ① 흡수선량이 최대점의 어느 정도 깊이에 형성(Build up) → 피부표면선량이 적음 (전자선에 비해 피부보호효과가 있음)
  ② 측방산란이 적고 (　　　　)이 큼
  ③ 연부조직과 골조직의 흡수차가 (　　) (뼈를 보호할 수 있음)
  ④ 심부도달력이 크기 때문에 (　　　　　　　)이 증가
- 치료대상 : (　　　　) 종양의 치료(예. 흉부, 복부종양)

2. ^{60}Co 원격치료의 특징

장점	단점
① 높은 전압을 사용하지 않음	① 방사선 발생을 멈추게 할 수 없음
② 절연에 신경 쓸 필요 없음	② 선원 차폐가 필요함
③ (　　)이 변동이 없음	③ 치료 시 불필요한 방향으로 γ선 방출
④ 방출 방사선의 (　　)이 균등함	④ 감약에 대한 보정이 필요

[자세한 내용은 3장을 참조할 것]

정답- 1, 전방산란, 적음, 심부선량백분율, 심재성, 출력, 선질(평탄도, 대칭도 등등)

Comment

- 고에너지 엑스선에 대해서 추가적으로 설명해 주세요.

고에너지 엑스선은 '1MV이상'의 에너지를 가진 엑스선을 말하며 이는 물질(즉, 환자)과의 상호작용의 결과 최대선량지점이 피부표면이 아닌 심부의 일정한 깊이에 형성(400KV 이상)이 됩니다. 따라서 심부 일정 깊이에 최대선량지점이 생기므로 심부의 종양에 치료하기에 적합합니다.

엑스선은 질량이 없고 투과력이 강하므로 측방산란보다는 전방산란이 많이 발생하여 등선량분포의 곡선이 아래와 같이 형성되지요. 전자선과 비교해 보면 그 차이를 확실히 알 수 있습니다.

에너지의 범위가 1MV이상이므로 광전효과보다는 콤프턴효과나 전자쌍생성이 발생하므로 원자번호의 차이에 따라 흡수되는 차이가 적게 나타나게 되어 연부조직과 뼈의 흡수차이가 적어지게 되지요. 이는 뼈에 방사선흡수를 적게 하기 때문에 심부의 뼈를 보호할 수 있는 것입니다.

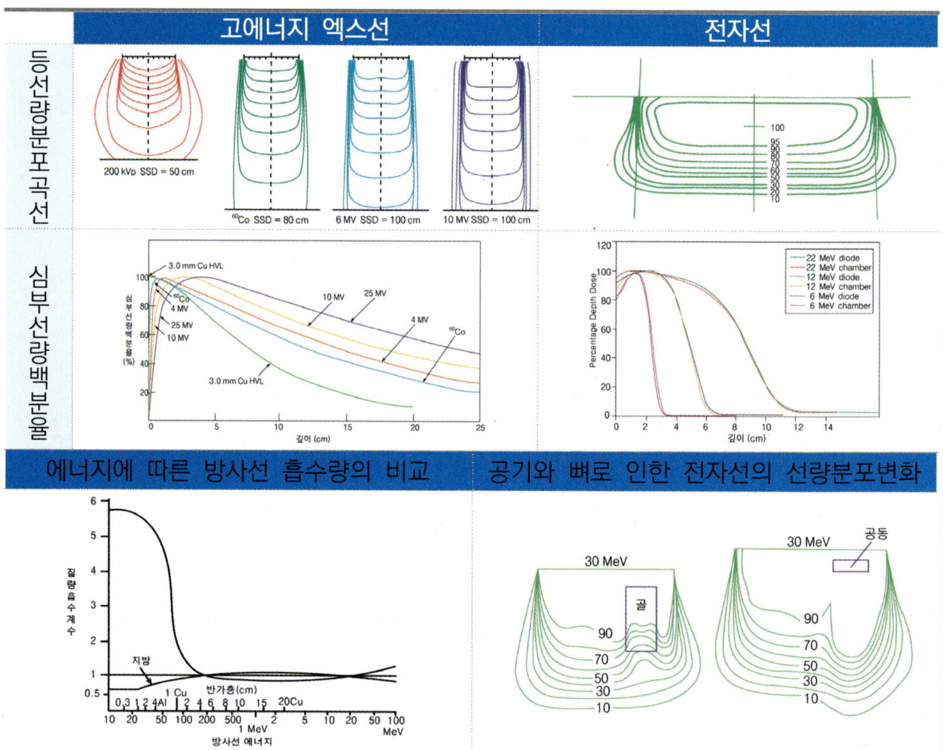

문제의 유형

- 고에너지 엑스선에 대한 설명으로 옳은 것은?
- 고에너지 엑스선에 비해 전자선이 가지고 있는 특징으로 옳은 것은?

3. 전자선의 치료의 특징

- 특징

① 어느 정도 깊이 까지는 흡수선량이 거의 같고 이를 지나면 급격히 감소 (심부선량 감소)

② 물질에 대한 투과력이 (　　)

③ 고에너지일 때 전자선은 피부피폭이 증가[엑스선인 경우와 반대]

④ (　　)산란이 많음, 이를 이용하여 주변 장기의 피폭을 줄일 수 있음

★★ 전자선의 에너지에 따른 비정 공식	
최대비정	MeV / 2 cm (대략 10% 등선량 곡선의 깊이)
유효비정	MeV / 3 cm (대략 80% 등선량 곡선의 깊이, Chest 치료에 이용)
치료비정	MeV / 4 cm (대략 90% 등선량 곡선의 깊이, 일반적 치료에 이용)
차폐두께	MeV / 2 mm

- 전자선은 선속이 단일하기 때문에 금속박(산란박)을 두고 전자선을 충돌시켜 산란하는 성질을 이용하여 환자에게 적용함 → 산란선의 피폭을 방지하기위해 (　　　　)을 Gantry 머리 부분에 장착함

(에너지가 높을수록, 조사야가 클수록, 두꺼운 산란박 이용함)

- 치료대상 : 표면에 가깝게 존재하는 병소부분(예. 피부암)

4. 고 LET 방사선치료의 특징

- 고 LET방사선의 종류 : 속중성자선, 중입자선, 양자선, π중간자선
- 고 LET 방사선의 장점

① OER이 (　　) : 산소없이도 치사효과가 증대되는 장점이 있음

② 방사선 손상으로부터 회복이 (　　) : 준치사장해가 적음

③ RBE가 (　　) : 생물학적 효과가 큼(비례관계)

④ 세포주기 의존성이 (　　) : 세포주기에 상관없이 세포를 치사시킬 수 있음

⑤ 공간적 선량분포가 (　　) : 종양조직을 효율적으로 제어(Bragg Peak)

- 종류

1) 속중성자선 치료
2) 열중성자 포획 치료
3) 양자선 치료 (양성자 치료)
4) 중입자선 치료
5) π-중간자선 치료

정답-

감소, 측방, 조사통(cone), 작음, 적음, 큼, 작음, 양호

Comment

- 고에너지 전자선에 대해서 추가적으로 설명해 주세요.

앞서 설명하고 그림에서 확인할 수 있듯이 전자선은 전방산란보다는 측방산란이 많습니다. 전자는 질량을 가지고 있어서 물질과 충돌하였을 경우 투과력이 엑스선보다 상대적으로 약하기 때문입니다. 따라서 등선량분포곡선과 심부선량 백분율의 곡선이 엑스선과 다릅니다.

무게를 가지고 있기 때문에 충돌하는 물질의 원자번호에 따라 투과력의 변화가 많이 생기는데 이 때문에 심부에 뼈나 공기가 있으면 전자선의 선량분포가 달라지게됩니다.

투과력이 낮으므로 심부에 위치한 종양보다는 표면에 가까운 표재성암(예, 피부암 등)과 같은 곳에 주로 쓰이게 됩니다.

단일한 전자선속을 산란박에 충돌하여 산란시켜 발생하므로 환자가 산란된 전자선에 맞을 수 있지요. 이를 방지하려 Gantry 머리 부분에 부착하는 것이 바로 조사통(cone)입니다. 엑스선 치료에서는 사용을 하지 않습니다.

투과력이 강하지 않아 엑스선보다 상대적으로 얇은 두께의 납으로 차폐가 가능한데 10 MeV의 전자선인 경우 0.5 cm로 차폐가 가능합니다. 하지만 같은 에너지의 엑스선(10 MV)인 경우에는 7 cm 두께의 납이 필요합니다.

전자선 치료의 모식도	Gantry 머리 부분에 조사통(Cone) 장착
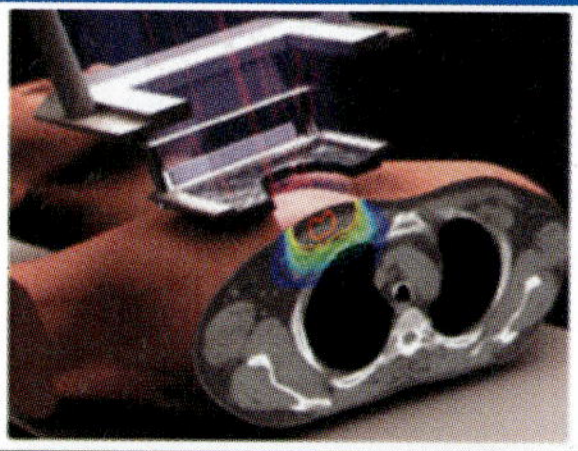	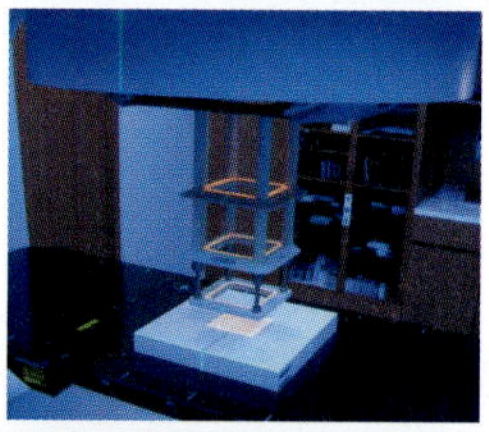

광자선(엑스선) 및 전자선 차폐 블록의 비교

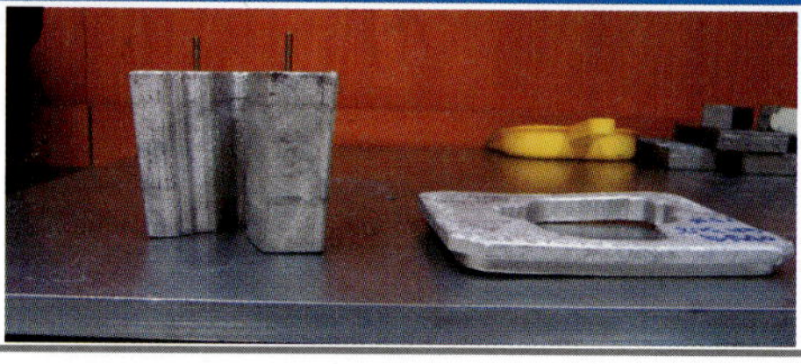

문제의 유형

- 전자선을 치료할 때 쐐기필터를 사용할 수 있는가?
- 전자선의 80% 심부선량의 깊이가 표면에서부터 3cm에 형성되었다면 에너지는?
- 고LET방사선에 대한 설명으로 옳은 것은?

memo

memo

11 CHAPTER 근접치료

본 장에서는 방사성동위원소를 인체 내에 위치시켜 치료하는 근접치료에 대해 학습한다. 근접치료의 종류와 특징, 그리고 적용병변에 대해 학습하도록 한다.

제 11 장의 Must Have Item

☞ 근접치료의 특징을 설명할 수 있다.
☞ 근접치료의 종류에 대해 설명할 수 있다.
☞ 밀봉소선원의 배열방식을 분류하여 설명할 수 있다.
☞ Remote After Loading System(RALS)에 대해 설명할 수 있다.
☞ 자궁경부암의 근접치료에 대해 완벽히 이해할 수 있다.
☞ 근접치료의 과정을 설명할 수 있다.
☞ 기타 영상들을 이해할 수 있다.

1. 근접치료의 특징

⇒ 특징

-장점

① (　　　　　　　)법칙에 의한 선량 감약이 큼
② 종양에 대선량 부여, 정상조직에 피폭이 적음
③ 용적선량이 적고, 수술, 화학요법보다 부작용이 적음
④ 저선량 장시간 조사, 저산소 세포에 대한 효과가 적음
⑤ 종양의 형태에 따라 균등조사

- 단점

① 선량 계산이 곤란하다.　　② 시술자 피폭, 환자의 고통

⇒ 근접치료 시 감마선원이 갖추어야 할 조건

① 단일 에너지 방출　　② 반감기가 (　　　)
③ 가격이 저렴　　④ 입수가 용이
⑤ 안정된 물질

정답- 거리역자승, 길어야 함

Comment

- 근접치료란 무엇인가요?

근접치료는 방사성동위원소를 이용하여 종양조직에 근접해서 치료하는 방식을 말합니다. 외부치료나 원격치료는 방사선이 외부에서 발생되어 내부의 종양을 치료하는 것인데 근접치료는 대부분 동위원소를 체내에 삽입하여 체내에서 방사선이 발생하여 치료하는 것입니다..

- 근접치료에서 쓰이는 동위원소는 어떤 것들이 있나요?

아래와 같은 동위원소를 사용하고 일시삽입용과 영구삽입용으로 분류하여 알아둬야 할 필요가 있습니다.

삽 입 기 간	핵 종	형 태	반 감 기
일시삽입용	^{60}Co	관, 침	5.26y
	^{137}Cs	관, 침	30y
	^{192}Ir	hairpin, seed	74.2d
	^{226}Ra	관, 침	1620y
영구삽입용	^{222}Rn	seed	3.83d
	^{198}Au	grain	2.7d
	^{125}I	seed	60.25d

- 특별히 알아야 할 선원이 있나요?

^{226}Ra 선원은 과거부터 사용되어 왔고 침(Needle)의 형태로 쓰입니다.
라듐 선원의 needle 종류와 많이 쓰이는 형태를 알아야 합니다.

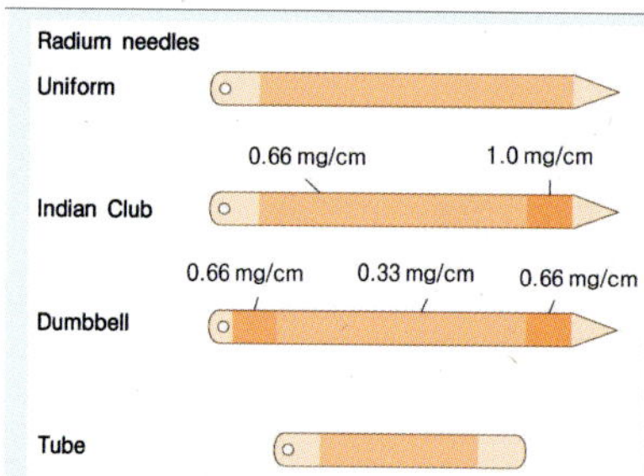

왼쪽의 사진은 라듐선원의 needle 형태인데 주로 한쪽 방사능이 높게 제작된 Indian Club을 사용합니다.

문제의 유형

- 치료방식 중에서 거리역자승에 대한 감약이 가장 강한 치료법은?
- 강내치료에 대한 설명으로 옳지 않은 것은?
- 일시삽입용 동위원소로 옳지 않은 것은?

2. 근접치료의 종류

① **표면조사** (Surface mould)

- 선원에서 피부까지 보통 0.5~1cm 거리에서 치료
- (　　)암, 피부암 등에 사용
- 현재에는 전자선으로 표면의 암을 치료하므로 거의 시술하지 않음

② **조직내조사** (ISR, Interstitial Radiotherapy)

- 방사선원을 주로 와이어(wire), 침(needle), 혹은 씨앗(seed)으로 제작
- (　　)암, (　　)암, 이자암, 혀암에 주로 사용함

③ **관내조사** (ILR, Intra-luminal Radiotherapy)

- 인체의 관이 있는 부위에 동위원소를 삽입하여 치료
- (　　)암, (　　)암, 간담도암 등에 주로 사용함

④ **강내조사** (ICR, Intra-cavity Radiotherapy)

- 인체의 강(cavity)이 있는 공간에 주로 치료함
- (　　　)암, 질암, 자궁체부암에 주로 사용

3. 밀봉소선원의 배열방식

① Manchester (Paterson-Parker)**시스템**

- Neddle, Tube 형태의 정확한 선원을 사용하여 치료부위에 (　　　)선량을 얻기 위하여 선원을 배치하는 것.
- (　　　) 선량을 얻기 위하여 선원의 배열은 (　　　)할 수 있음
- 평면배치, 선형배치, 원통형배치, 조직 내 자입

② Quimby **시스템**

- 등강도 선원을 등간격으로 배치
- 선원분포는 (　　　)하나 선량분포는 (　　　)할 수 있음
- 표면조사, 조직내자입

③ Memorial **시스템**

- 등강도 씨앗(seed)선원을 (　) cm 간격의 격자 형태로 배치

④ Paris **시스템**

- 표적용적에 따른 임의 길이 선원을 사용

Comment

- 근접치료의 종류를 영상으로 보여주세요.

표면조사

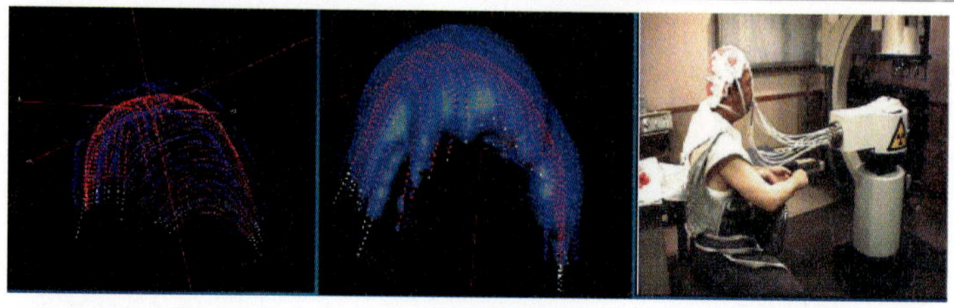

두피암의 표면조사 영상(CT모의치료영상과 실제 치료장면)

조직내조사

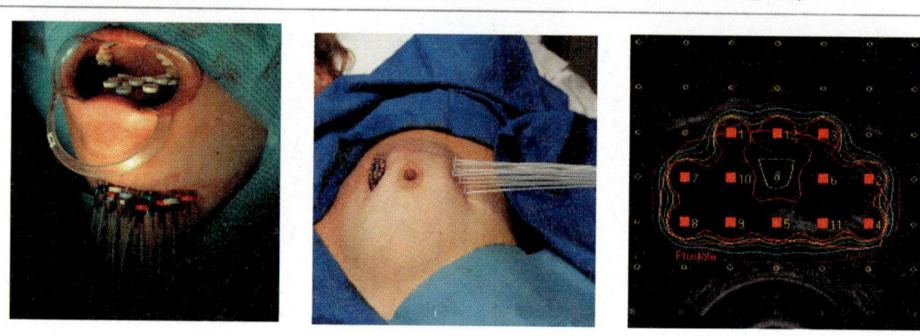

혀암, 유방암, 전립샘암(선량분포)

Comment

강내조사

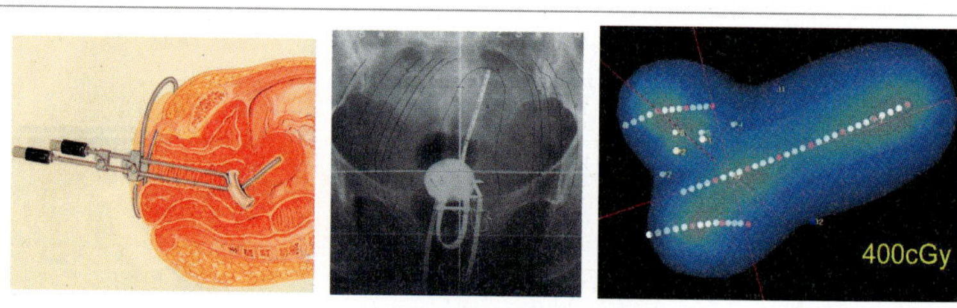

자궁경부암의 강내치료모식도, 2D모의치료영상, CT모의치료영상

관내조사

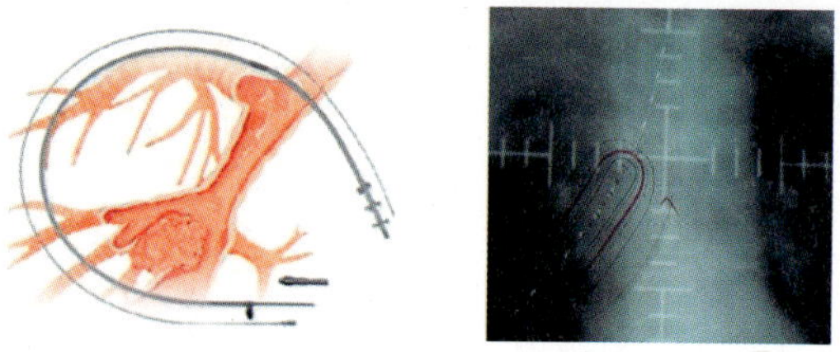

기관지암의 관내치료모식도, 2D모의치료영상

문제의 유형
- 영상은 근접치료 중 어떠한 치료에 속하는가?
- 병변 중 강내조사로 치료하기 적합한 것은?
- Manchester 법에 대한 설명으로 옳은 것은?

정답- 두피, 유방, 전립샘, 기관지, 식도, 자궁경부, 균등한, 균등한, 불균등, 균등, 불균등, 1

4. Remote After Loading System(RALS)

- 과거 근접치료는 동위원소의 삽입이 수동이었으므로 시술자의 피폭 때문에 저선량률 조사를 하였음. 하지만 선원의 조절을 자동으로 할 수 있게 되어 시술자의 피폭을 방어함은 물론이고, 선량률을 높일 수 있게 되었음
- 저선량률, 중선량률, 고선량률의 기준

에 너 지 범 위	선 량 률
저선량률(LDR, Low Dose Rate)	0.4 ~ 2.0 Gy/hr
중선량률(MDR, Medium Dose Rate)	2.0 ~ 12.0 Gy/hr
고선량률(HDR, High Dose Rate)	12.0 Gy/hr 이상

- RALS의 장점

① (   )에 피폭이 없음
② 환자의 고통이 적음
③ 정확한 선량분포를 얻을 수 있음
④ (   )의 이점이 있음
⑤ (   )로 치료가 가능하며 (   ) 없이도 시행

- RALS의 단점

① 가격이 비쌈
② 고선량률을 사용하면 차폐와 보조영상장치의 가격이 추가로 발생함
③ 구조가 복잡하고 선원의 교체가 빈번함
④ 자궁경부암 치료 시 Vaginal packing이 용이하지 못함

5. 자궁경부암의 근접치료

- 자궁경부암은 외부치료로 치료가 가능하지만 강내치료로도 시행 할 수 있음
- 외부치료와 강내치료를 병행할 때에는 외부치료 시 방광을 차폐하여야 함
- 이때 사용하는 차폐블럭을 "MLB(Midline Block)"이라고 함
- 자궁경부암의 치료는 강내치료를 실시하며 주로 Manchester법으로 시행함

★★ Manchester법에 의한 A, B점의 설정

* A점: 자궁강입구에서 장축을 따라 상방 (　　　)cm 높이의 좌·우측방 (　　　)cm 지점
  원발병소의 치유선량, 직장 및 방광의 장해량의 지표(index)
* B점: 골반강 장축(MSP)을 따라 상방 (　　　)cm 높이의 좌·우 측방 (　　　)cm 지점
  골반벽의 선량, 전이에 대한 선량지표

Comment

- 영상으로 알려주세요.

RALS와 RALS의 모식도

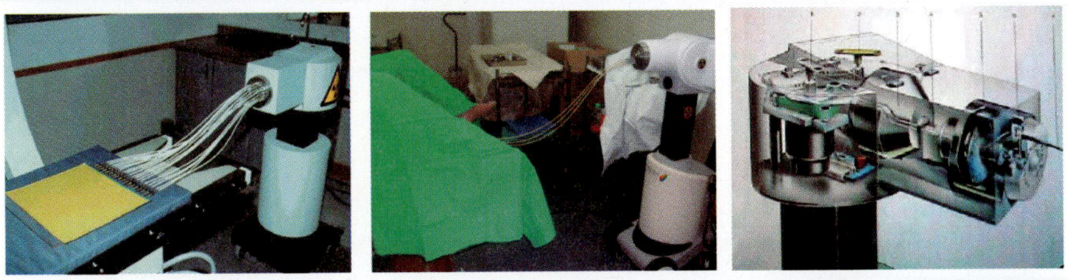

Manchester 시스템에서 A점과 B점

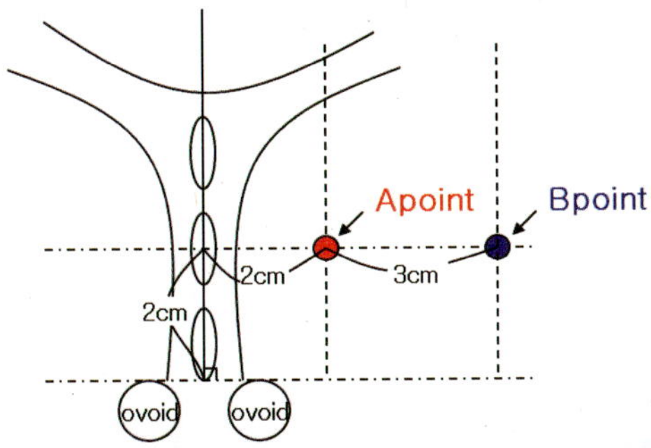

자궁경부암 치료시 사용하는 기구들

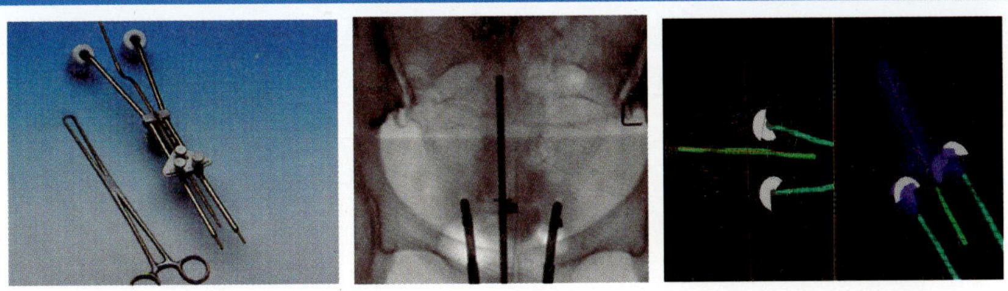

Tandem과 ovoid, 삽입 후 2차원투시영상, 3차원 치료계획영상

문제의 유형

- 원격후장전치료의 특징으로 옳은 것은?
- 선량률 중 고선량률의 범위에 포함되는 것은?
- 자궁경부암의 강내치료 시 A점과 B점이 뜻하는 것은?
- 영상에 대한 설명으로 옳은 것은?

정답-

시술자(술자), 분할조사, 외래, 마취, 2, 2, 2, 5

6. 근접치료의 과정

- 일반방사선치료와 동일한 과정
  ① 환자의 상태와 병기를 확인
  ② 환자의 체내에 적절한 치료기구(applicator)를 삽입
    - 예) · 자궁경부암치료 : Tandem, Ovoid
      · 폐암 : wire를 삽입
    - 삽입 후 실제 치료 시 선원의 위치를 확인하기 위하여 모의선원(dummy source)를 위치시킴
  ③ 모의치료를 시행
    - 2D 모의치료를 할 경우는 C-arm을 이용할 수 있음
    - 3차원 모의치료를 할 경우는 CT simulation을 이용할 수 있음
  ④ 모의치료 후 획득영상에 모의선원(dummy source) 위치를 확인
  ⑤ 치료계획을 실시
    - 모의치료영상의 모의선원을 실제 선원이라고 가정하고 치료계획실시
  ⑥ 모의선원(dummy source)을 제거하고 치료기를 이용하여 실제 선원을 투입
  ⑦ 치료시행

→ 모의선원과 실제치료 시 동일한 위치에 선원이 위치하여야 하므로 선원위치의 정확성에 대한 관리가 필요함.

모의선원(Dummy Source)

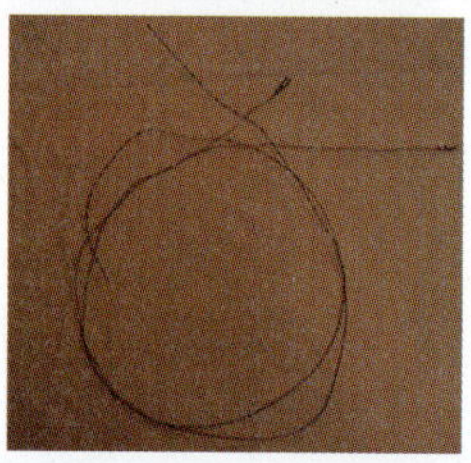

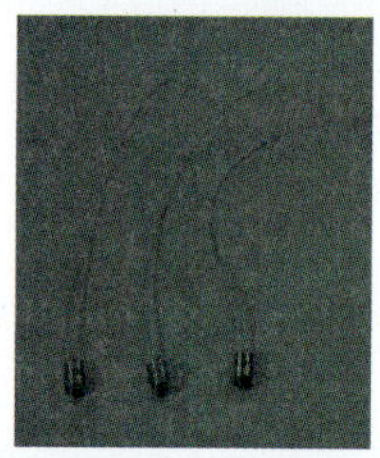

2차원 모의치료 방사선 사진
(하얀 점선이 Dummy Source임, 실제 선원이 아님을 유의하여야 함)

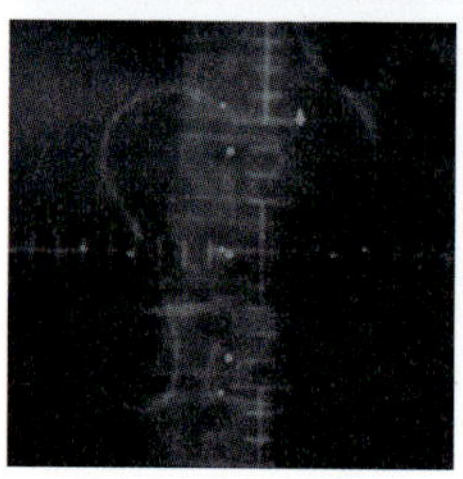

간담도 암

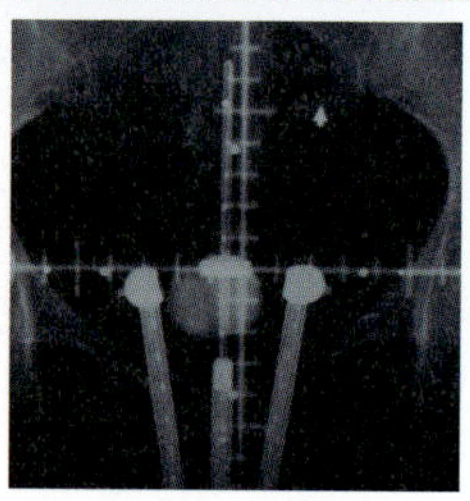

자궁경부암

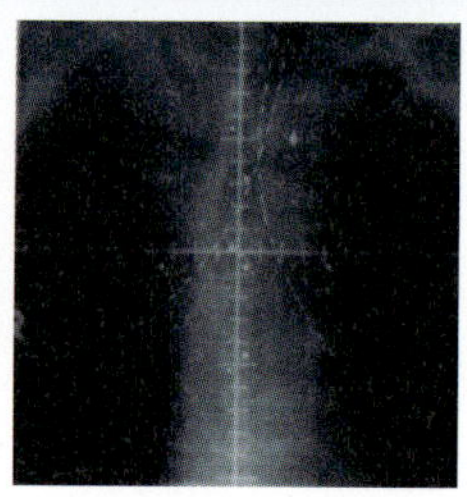

기관지 및 폐암

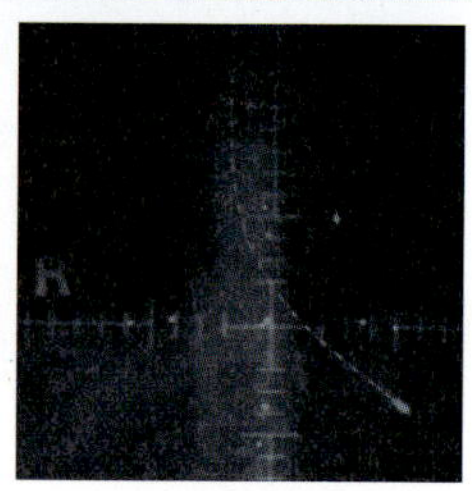

식도암

Comment

3차원 모의치료 방사선 사진

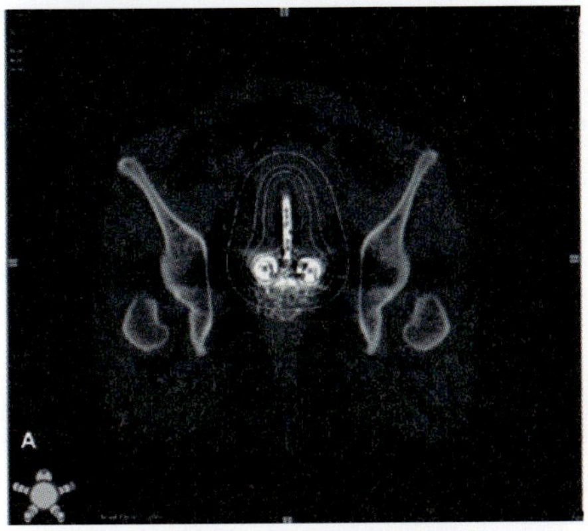

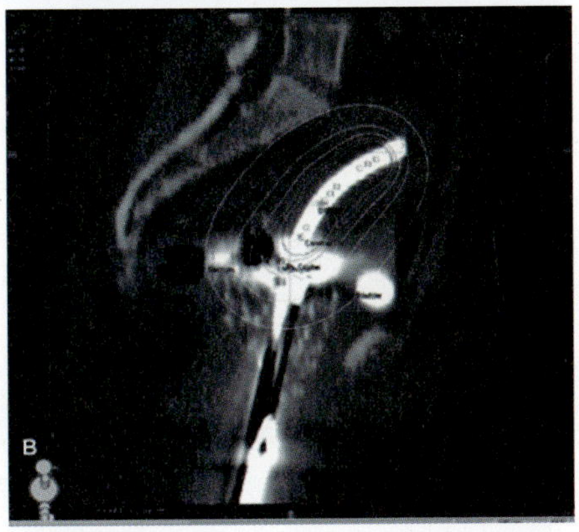

3차원 모의치료 후 치료계획을 실시하여 등선량분포까지 확인 할 수 있는 영상

2차원 모의치료 후 치료계획

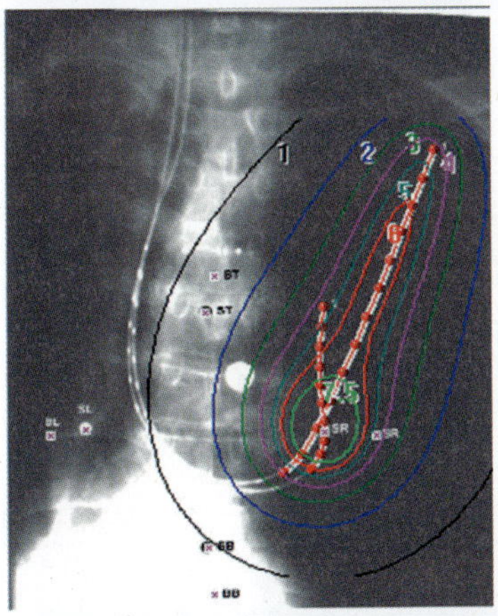

3차원 모의치료 후 치료계획

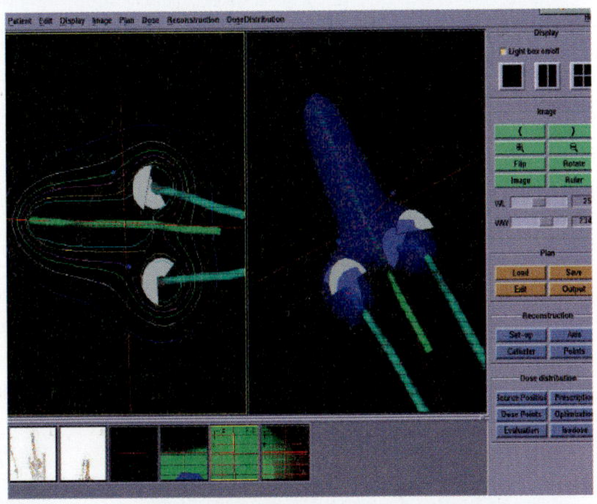

C-arm과 치료기

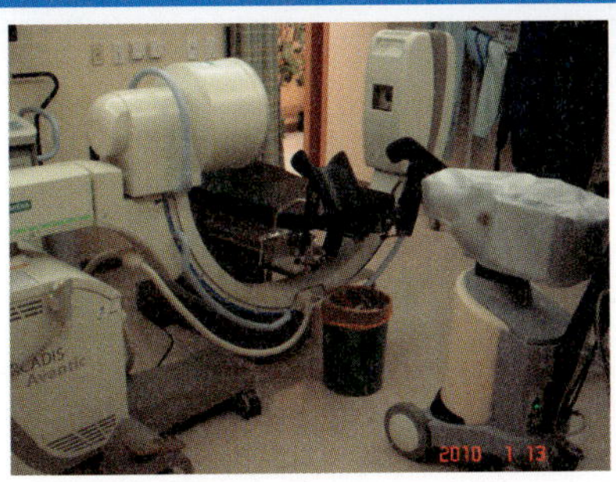

우물형 이온함
(선원의 방사능을 측정)

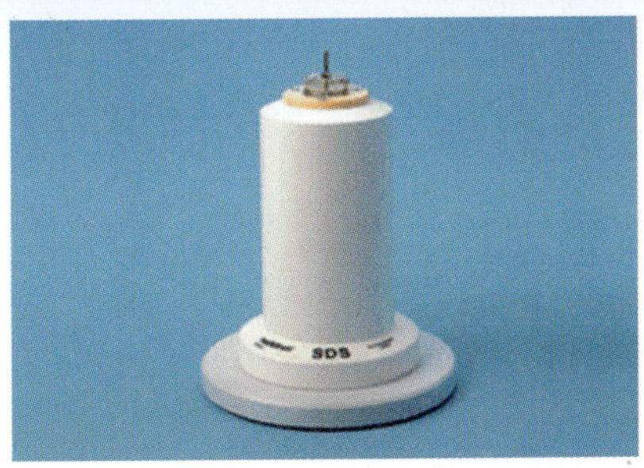

7. 기타 근접치료를 이해하기 위해 필요한 사진

전립샘암의 조직 내 조사

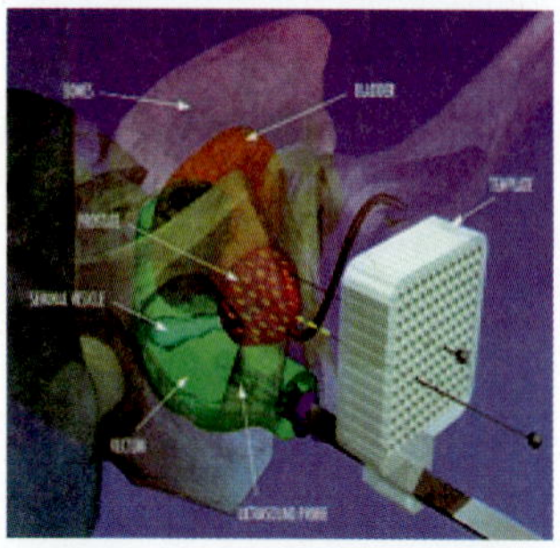

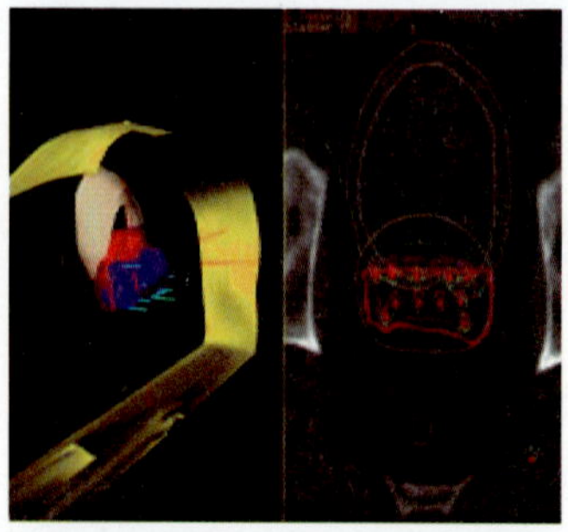

질암치료 부속기구

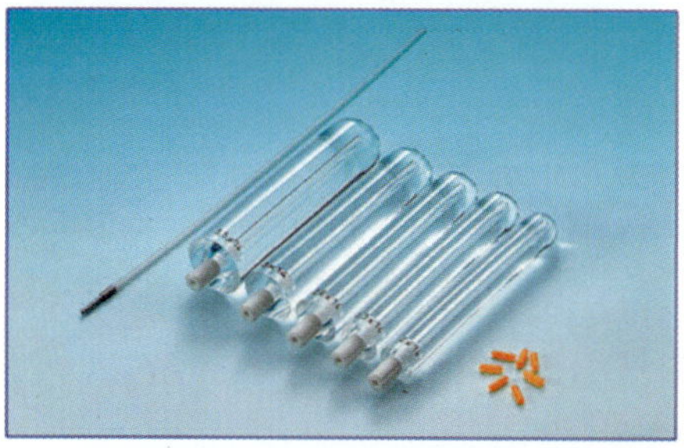

자궁경부암 부속기구

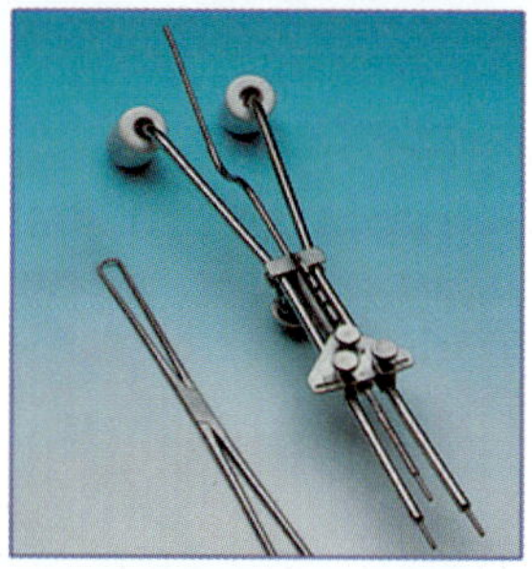

표면 몰드치료 기구

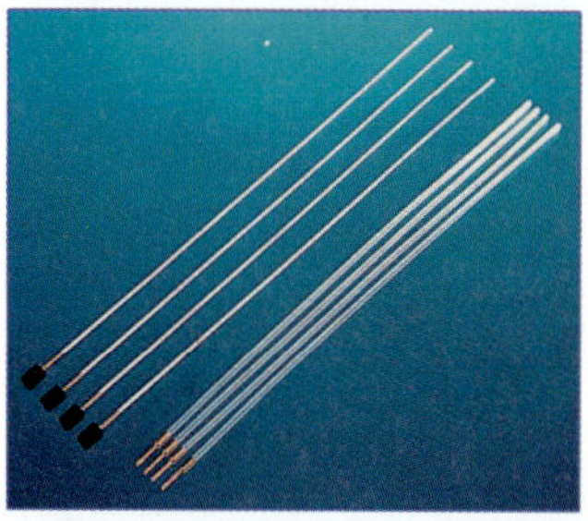

식도암 치료 부속기구와 선량분포

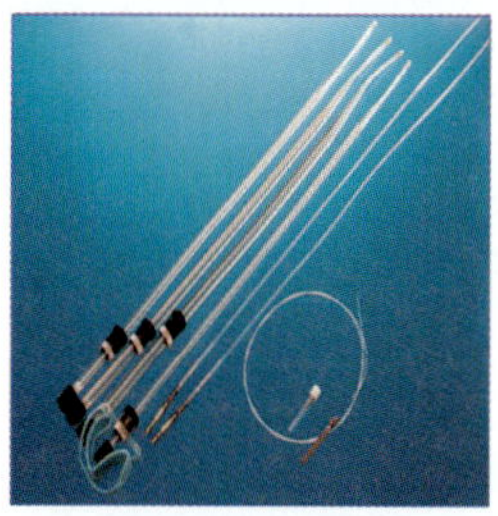

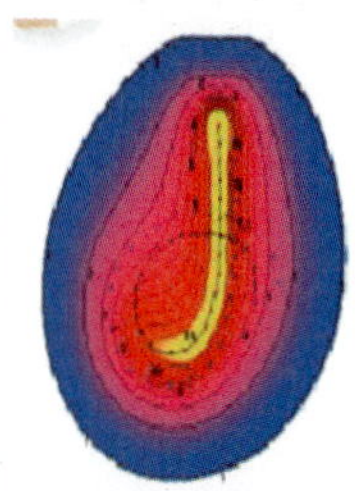

기관지암 치료부속기구

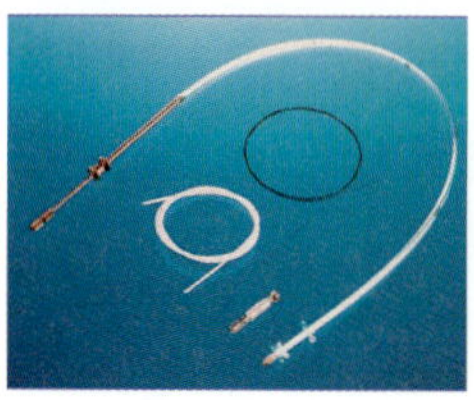

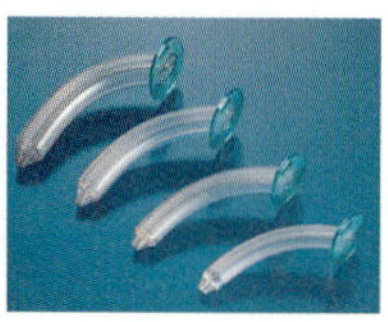

유방암 조직내조사 기구

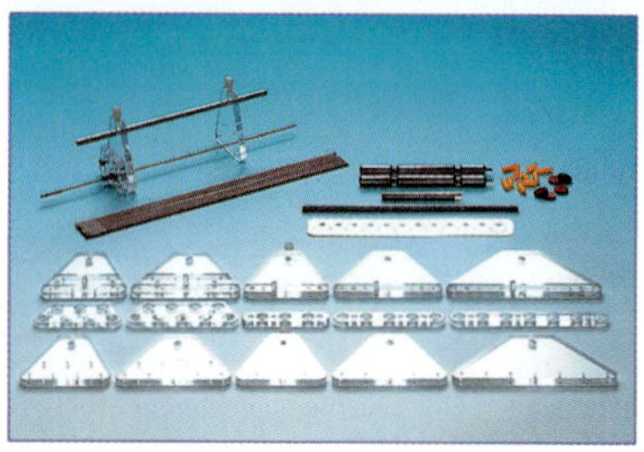

선원의 정확도의 측정(Position check ruler)

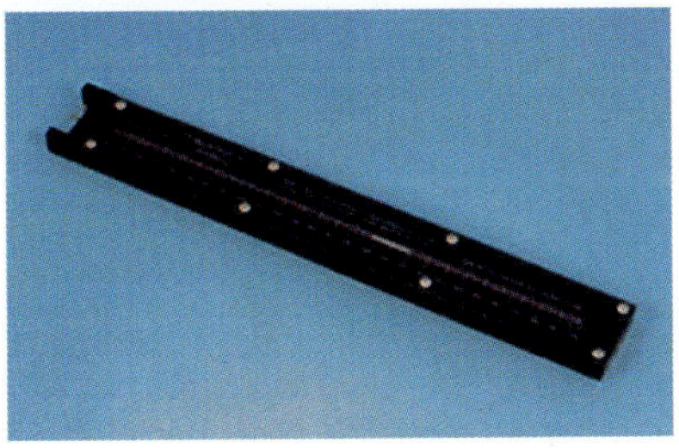

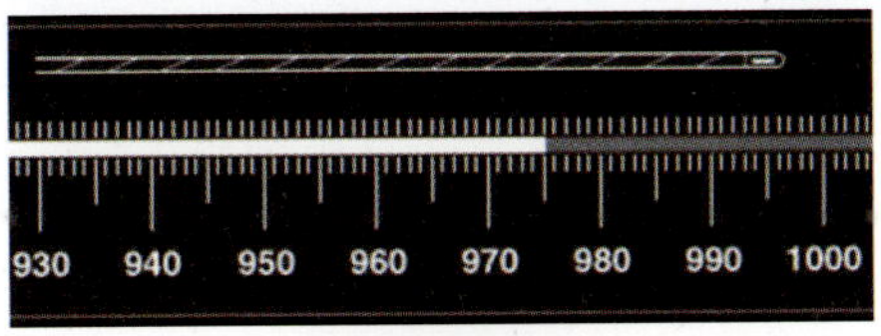

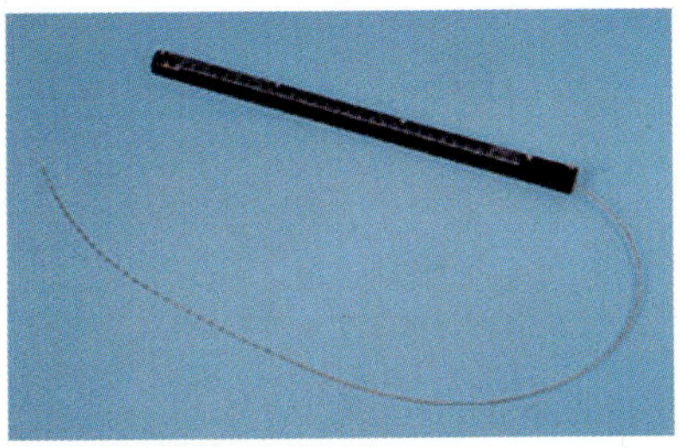

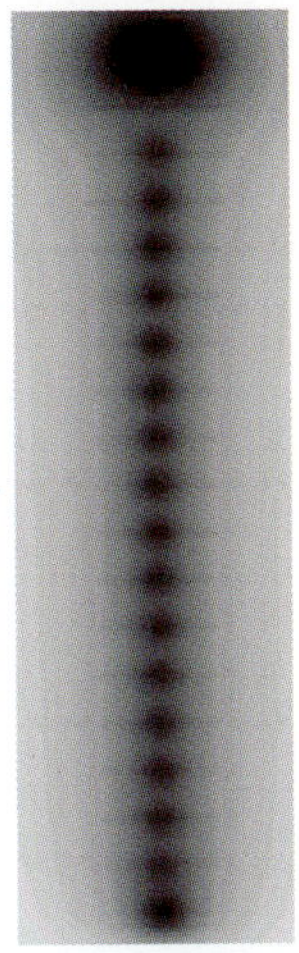

전립샘암 치료 부속기구

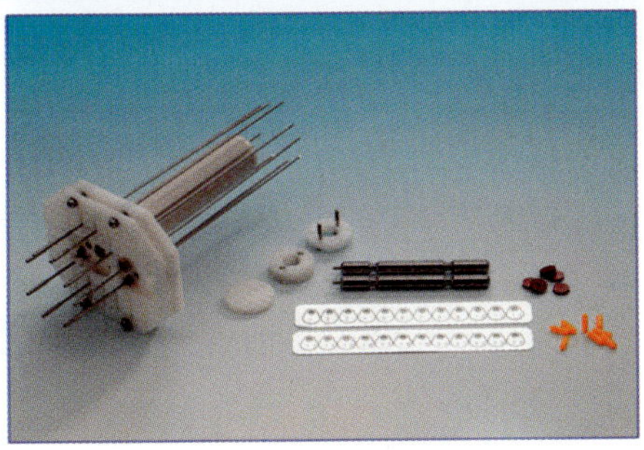

자궁경부암 부속기구

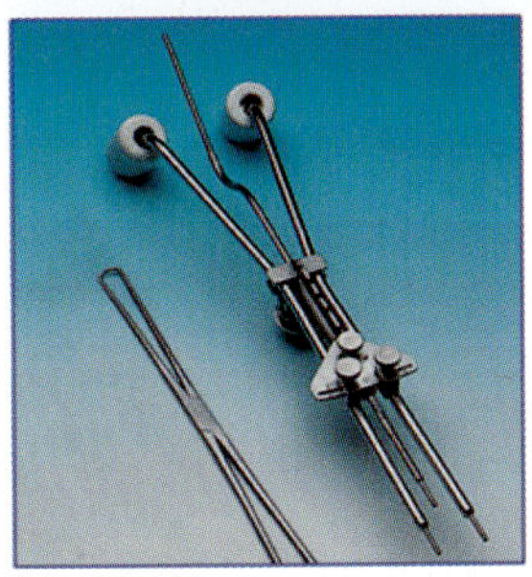

문제의 유형

- 강내 치료에 사용하는 부속기구와 병변에 대한 연결?
- 사진에서 확인할 수 있는 기구의 용도는?
- 근접치료와 관련 있는 영상을 제시한 후 이들 영상의 순서를 옳게 나열한 것은?

memo

12 CHAPTER 방사선과 병용요법

본 장에서는 암환자의 방사선치료 시 함께 사용하면 효과가 증대되는 여러 가지 요법에 대해 학습한다.

제 12 장의 Must Have Item

☞ 화학요법에 대해 설명할 수 있다.
☞ 온열요법에 대해 설명할 수 있다.
☞ 방사선요법과 수술요법의 관계에 대해 설명할 수 있다.

1. 방사선과 화학요법

- 방사선요법과 화학요법을 병용하는 이유
  ① 전이를 예방　　② 방사선량의 절감
  ③ 적응확대: 방사선만으로 제어되지 않는 진행암의 치료성적 향상을 유도
  ④ 치료효과비 상승
- 방사선 요법과 화학요법을 병용하였을 경우 작용
  ① (　　)작용: 방사선감수성을 증가시킴
  ② (　　)작용: 증감작용이 독립적으로 작용하여 전체적으로 효과가 커짐
  ③ (　　)작용: 다른 작용기전에 의한 동시효과로서 상가작용 보다 효과가 증대
- 이상적인 화학요법을 위한 약제의 조건
  · 정상조직에는 작용하지 않고 종양에만 방사선 효과를 높이는 것
  즉, 역으로 종양은 보호하지 않고 정상조직만을 보호하는 것
  (　　): 종양조직의 방사선감수성↑, (　　): 정상조직의 방사선감수성↓
- 방호제와 증감제
  ① 방호제(정상조직의 방사선감수성을 감소)
  · 정상조직의 생체를 방어하고 혈관을 수축시킴
  ② 증감제(종양조직의 방사선감수성을 증가)
  · 종양을 축소시켜 저산소 종양세포의 산소농도를 올리고 치사된 세포의 제거율을 상승시켜 종양 축소를 빠르게 함

· 방사선 저항성이 있는 DNA 합성기(S기)의 세포에 독성을 나타내어 제거함
· 저산소세포 증감제를 사용

Comment

– 방호제와 증감에의 종류

방 호 제	
· SH계 화합물 · Histamine · Cyanides · P.A.P.P · 아미노산 · cyan화 및 아질산화합물 · 기타 비타민 E, F, D, T, A	
증 감 제 가장 대표적인 증감제는 '산소'	
넓은 의미에서의 증감제 (외견상 증감제)	1. Actinomycin 2. Bleomycin 3. 5-Fluorouracil 4. Puromycin
좁은 의미의 방사선 증감제 (진정한 증감제)	1. BUDR 2. CUED 3. IUDR 4. Pyrimidine
저산소세포 방사선 증감제	1. metronidazole (증감효과 중간정도) 2. misonidazole (metronidazole보다 1.8배의 효과) 3. nitronidazole (온도에 민감)

문제의 유형
- 증감제로 옳은 것은?
- 약제 중 그 쓰임새가 다른 하나는?
- 방사선치료시 일반적으로 가장 널리 쓰이는 병용요법은?

정답-
증감(sensitization), 상가(additivity), 상승(potentiation), 증감제, 방호제

2. 방사선과 온열요법

- 종양은 pH가 낮은 저산소층의 세포집단임. 이러한 저산소층의 세포집단은 정상 세포보다 열에 민감한 반응을 보이게 된다.

① **전신 온열 방법**

⇒ 온도의 범위: ( ) ~ ( )℃

→ 41℃나 42℃에서의 종양조직치사율보다 43℃이상의 치사율이 상승함

⇒ 방법: 체외순환혈액 가온법

⇒ 1회 3~5시간 치료, 1~2주 간격을 두고 3~4회를 표준으로 치료한다.

⇒ 가온이 복잡, 합병증이 유발될 수 있으며 충분한 온열효과를 얻기 어려움

② **국소 온열 요법**

⇒ 전자파(RF)에 의한 가온

주로 이용되고 있는 주파수 영역 : 보통 300MHz 이하의 주파수

- 방사선요법 +온열요법 병용의 장점

① 정상조직보다도 혈류가 충분하지 않고

② 영양상태가 나쁘며

③ 산소가 ( )하고

④ pH가 ( )수록

⑤ 세포주기에서 ( )기에 있는 것일수록 **온열에 대한 감수성이 높음**

⑥ 큰 종양일수록 혈류가 적기 때문에 온도 상승이 쉬움.

- 선질에 따른 가온효과

저 LET 방사선과의 가온병용 = 상승작용

고 LET 방사선과의 가온병용 = 상가작용

- 온열효과의 장점

☞ 온열효과 자체만으로 암세포의 파괴를 기대할 수 있음. 이는, 방사선치료 후 동일한 부위에서 재발된 암에 대해 방사선의 과피폭을 방지할 수 있음

- 온열효과의 단점

☞ ( )이 생겨 같은 온열효과를 기대하기 위해선 선량의 증대가 필요

- 방사선과 온열요법의 적용병변

☞ 두경부암, 폐암, 흉복부, 상하지에 있는 모든 종양에 치료가 가능

☞ 방사선치료한 뒤 동일부위에 재발할 경우는 병용하지 않고 온열로 가능함

Comment

- 고주파 온열치료 장비

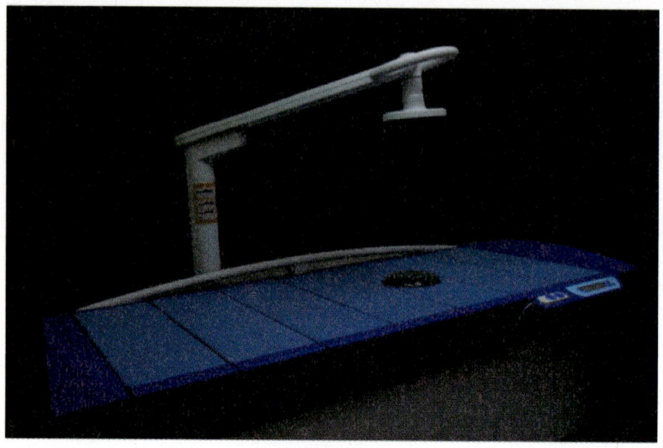

온열치료의 모식도

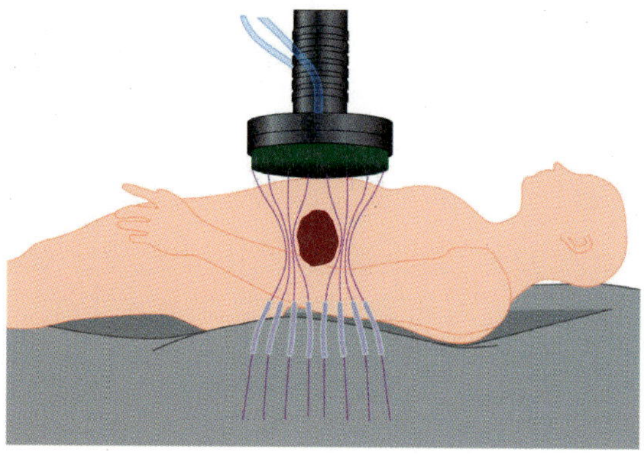

문제의 유형
- 온열치료 시 적합한 온도는?
- 온열치료에 대한 설명으로 옳지 않은 것은?
- 사진으로 알 수 있는 치료법에 대한 설명으로 옳은 것은?

정답-

42, 43, 부족, 낮을, S, 열내성

3. 방사선과 수술요법

- 방사선치료와 수술을 병행하는 경우는 그 시기에 따라 '수술 전 방사선치료', '수술 중 방사선치료', '수술 후 방사선치료'로 구별이 됨.
- 어떤 경우가 이와 같이 분류가 되고 어떠한 병변에서 이러한 병용요법을 이용하는지 알아 둘 필요가 있음

① 수술 전 방사선 치료 (대표적인 수술 전 방사선 치료: (　　　))

* 특 징

1) 방사선 치료 완료 (　)~(　)주 경과 후에 수술 가능

2) 절제 불가능한 암을 절제 가능한 암으로 만들기 위해 시행

3) 의인성 전이를 방지하기 위해

* 원 칙

1) 수술이 가능한 암이라고 생각될 때 방사선 치료를 시행함

2) 절제 수술부위보다 넓은 부위를 조사해야 함

3) 가급적이면 치료선량을 조사

4) 고에너지 방사선으로 치료를 해야 피부를 보호할 수 있음

② 수술 후 방사선 치료 (대표적인 수술 후 방사선치료 : (　　　))

* 특 징

1) 수술 후 육안 현미경으로 판단되지 않는 잔류 암세포 파괴

2) 수술조작 시 떨어져 있는 암조직 파괴

3) 림프절 전이를 막기 위하여 치료

*** 가장 이상적인 시기**

수술 (　)~(　)주 후에 방사선치료를 시행함

③ 수술 중 방사선 치료

1) **수술부위: (　　), (　　), (　　), (　　)**

2) 수술 중 방사선치료 시 방사선의 종류: (　　　), 저에너지엑스선

3) 수술 중에 치료하므로 1회 대선량 조사(일회조사)

☞ 분할조사를 하지 않음

4) 환자의 감염에 유의하여야 함

5) 보통 전자선을 치료할 경우 치료부위가 표면에 있기 때문에 Bolus와 함께 쓰지만 감염 방지를 위해 **수술 중 방사선치료 시에는 Bolus를 사용하지 않음**

Comment

- 수술 중 조사법의 사진

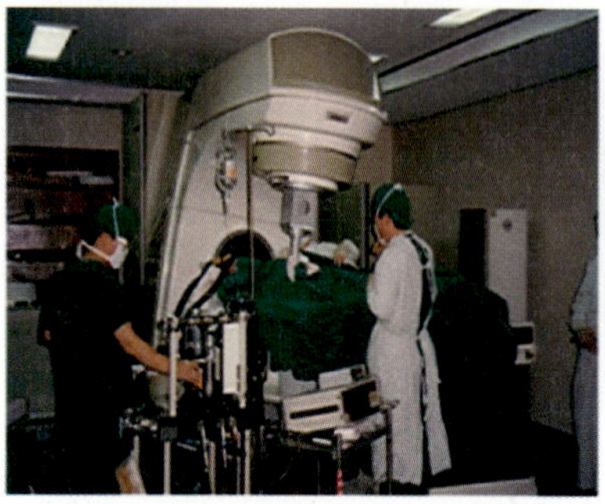

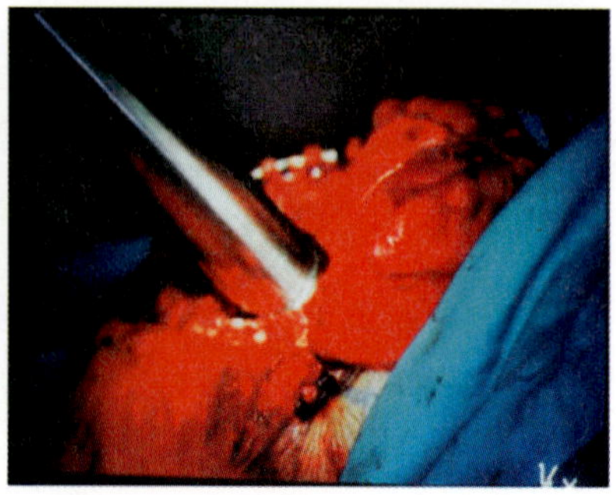

수술 중 방사선치료 시 사용하는 조사통(cone)

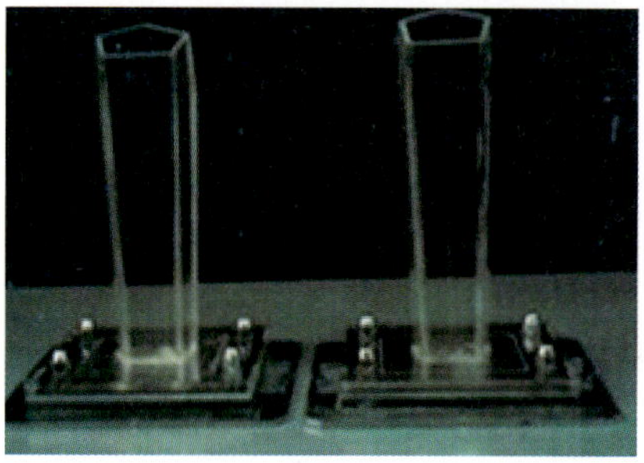

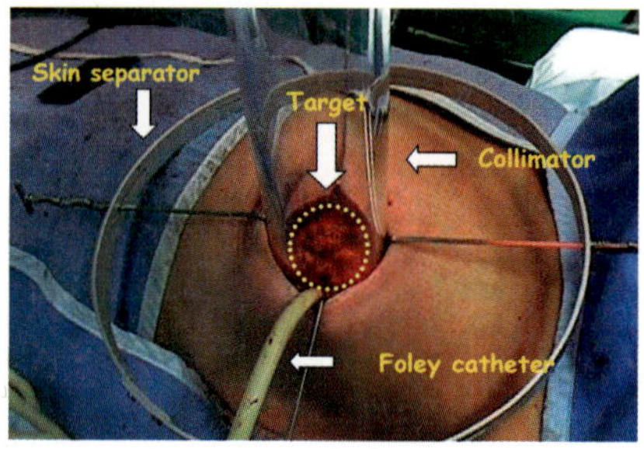

문제의 유형

- 수술 중 방사선치료가 가능한 병변은?
- 수술 후 방사선 치료의 시기는 수술시행 후 대략 몇 주후에 치료를 시행하는가?
- 수술 중 방사선치료에 쓰이는 방사선은?

정답-

대장암, 3, 6, 유방암, 1, 2, 위, 이자, 전립샘, 방광, 전자선

memo

memo

13 CHAPTER 방사선치료의 정도관리

본 장에서는 외부치료기와 근접치료기의 정도관리에 대해 학습한다. 정확한 방사선치료를 위해서는 장비의 기하학적 정확성은 물론이고 방출되는 선질과 출력도 안정적이어야 한다.

제 13 장의 Must Have Item

☞ ^{60}Co 원격치료장치의 정도관리를 이해할 수 있다.
☞ 선형가속기의 정도관리를 이해할 수 있다.
☞ 근접치료기의 정도관리를 이해할 수 있다.
☞ 기계적 정확성 검사의 영상을 이해할 수 있다.

1. ^{60}Co 원격치료장치의 정도관리

- ^{60}Co 원격치료기는 동위원소를 사용하기 때문에 선질 및 출력에 관한 정도관리는 시행할 필요가 없음. 따라서 기하학적 일치성을 위주로 정도관리를 실시함

☞ 특별히, 선원용기를 일정시간 개방하기 때문에 이에 따른 Timer의 정도관리가 필요

원격코발트 치료장치의 정도관리 프로그램(AAPM TG-40, 1994)

검사주기	검사항목	허용오차
일별	안전점검	
	문 잠금장치	기능유지
	시청각 모니터	기능유지
	기계적 점검	
	레이저	2 mm
	광학거리계	2 mm
주별	선원의 위치	3 mm
월별	선량점검	
	출력 안전성	2%
	기계적 점검	
	광조사야/방사선조사야 일치성	3 mm
	조사야 크기 표시기	2 mm
	갠트리/콜리메이터 각도 표시기	1°
	Cross-centering	1 mm
	안전점검	
	문 안전장치	기능유지
	응급 스위치 동작	기능유지
	쐐기 안전장치	기능유지
년별	선량점검	
	출력안정성	2%
	타이머 선형성 및 오차	1%
	조사야 크기와 출력 안정성	2%
	갠트리 각도에 따른 출력 안정성	2%
	기계적 점검	
	콜리메이터 회전중심축 검사	직경 2 mm
	갠트리 회전중심축 검사	직경 2 mm
	치료 테이블 회전 중심축 검사	직경 2 mm
	Table top seg	2 mm

2. 선형가속기의 정도관리

- 선형가속기는 기하학적인 정도관리 이외에도 선질 출력 등이 불안정하기 때문에 선질과 출력에 관한 안정성 검사가 필요함

☞ 선형가속기는 동위원소를 사용하지 않기 때문에 Timer의 정도관리는 필요하지 않음

검사주기	검사항목	허용오차[a]
일별	엑스선 출력 일치도	3%
	전자선 출력 일치도[b]	3%
	레이저빔	2 mm
	거리표시기	2 mm
	문 잠금장치	기능유지
	시청각 모니터	기능유지
월별	엑스선 출력 일치도[c]	2%
	전자선 출력 일치도[c]	2%
	백업 모니터 일치도	2%
	엑스선 중심축 선량인자 (PDD, TAR, TPR) 일치도	2%
	전자선 중심축 선량인자 (PDD)일치도	치료 깊이에서 2 mm
	엑스선 빔의 평판도 일치도	2%
	전자선 빔의 평탄도 일치도	3%
	엑스선과 전자선의 대칭도	3%
	비상 차단 스위치	기능유지
	쐐기, 전자선 콘 잠금장치	기능유지
	조사등과 조사선속면 간 일치	2 mm 또는 한 쪽면 당 1%
	갠트리/콜리메이터 각도 표시기	1°
	쐐기필터의 위치	2 mm (또는 투과인자 변화에 따라 2%)
	음영반, 조사관 (applicator)위치	2 mm
	조사야 크기 표시기	2 mm
	cross-hair centering	직경 2 mm
	치료대 위치 표시기	2 mm / 1°
	쐐기와 차폐 블록 선반 고정기	기능유지

Comment

- 두 가지의 정도관리의 비교

검 사 항 목	Linac	^{60}Co
에너지(선질)측정	◎	X
조사야 내 선량분포균등성 검사	◎	X
적산선량계의 정밀도 검사	○	X
선원의 개폐상태 및 지시설비의 점검	X	○
선원 이동, Shutter 이동의 점검	X	○
선원 누설에 의한 오염 검사	X	○
Gantry Head로부터 누설 방사선 측정	X	◎
Timer 정밀도 점검	X	◎
Timer 측정	X	◎

- 선형가속기의 중요한 일별 정도관리

검사주기	검사항목	허용오차(±)
일 별 (Daily)	① X-선 출력 안정성	3%
	② 위치잡이 Laser의 정확성	2mm
	③ Gantry, Collimator 각도 지시기	1°
	④ 조사야 지시기	2mm
	⑤ 광거리지시기(ODI)	2mm
	⑥ 방사선 조사 스위치 동작(on/off)	작동여부
	⑦ 조사등 동작(on/off)	작동여부
	⑧ 환자감시기구 (Audio/ Video)	작동여부
	⑨ 치료실 출입문 개폐장치(Door Interlock)	작동여부
	⑩ 중심선의 정확도	1mm

문제의 유형

- 정도관리 항목 중 선형가속기에서 필요하지 않는 것은?
- 선형가속기의 정도관리에서 출력의 오차범위는?
- Gantry 지시값의 오차범위는?

3. 근접치료기의 정도관리

- Gantry와 Collimator가 없기 때문에 기하학적 정도관리가 필요하지 않음
- 대신, 선원의 정확한 위치가 치료에 가장 중요한 부분이기 때문에 선원의 정확성 여부를 체크하는 것이 중요함, 또한 선원의 세기를 감쇄표로 확인하여 오차범위에 벗어나는지도 체크할 필요가 있음

정도관리 검사 항목	허용오차
방사선 ON/OFF 스위치 확인	정상
출입문 경고등 동작	정상
출입문 연동장치	정상
시청각 감시 장치 동작	정상
비상스위치 동작 (일시정지 스위치 포함)	정상
방사능 검출기(Alarm Meter)	정상
장비 및 치료실의 누설선량 검사	확인
X-ray Exposure Check	확인
선원의 세기(감쇄표로 확인)	5%
선원의 위치 확인	1mm
조사시간의 정확도	확인
비상상황에 대한 장비 보유 확인 (비상용 선원 보관함, Emergency kit)	확인

4. 기계적 정확성 검사의 영상

1) Gantry 일치성 검사

⇒ Gantry를 수직으로 세운 후 필름을 세워놓고 Gantry를 0°, 30°, 60°, 90°방향 혹은 일정한 간격의 각도를 변경해 가면서 조사

⇒ 필름영상의 특징 : 빔의 입사방향과 출사방향이 필름에 나타난다.

⇒ Gantry Star Shot 이라고도 한다(Collimator Star Shot 이라는 것도 있음)

⇒ 오차가 ±1°이내일 것

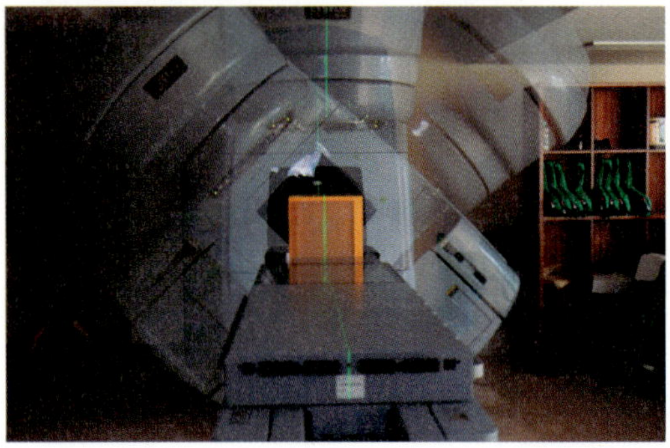

[A] 배치

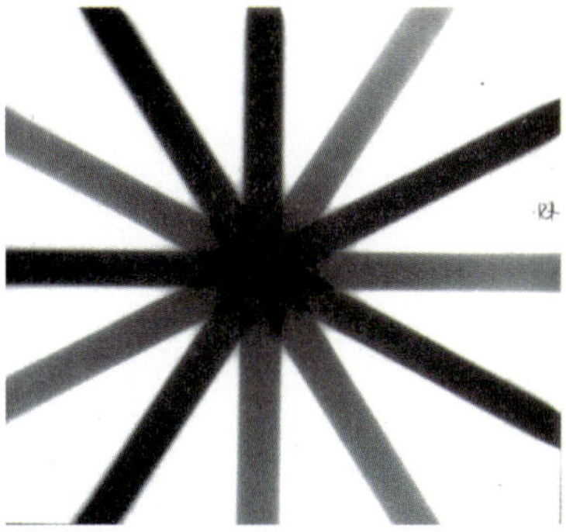

[B] 필름영상

2) Collimator 일치성 검사

⇒ Gantry와 수평의 방향으로 필름을 테이블에 눕혀놓고 콜리메이터를 일정한 간격의 각도를 변경해 가면서 조사

⇒ 필름 영상의 특징: 일정한 농도를 가진 선들이 흑화가 됨

⇒ Collimator Star Shot Test 라고 함.

(일반적으로 Star Shot 이라고 하면 콜리메이터 Star Shot을 칭함)

⇒ 오차가 ±1°이내일 것

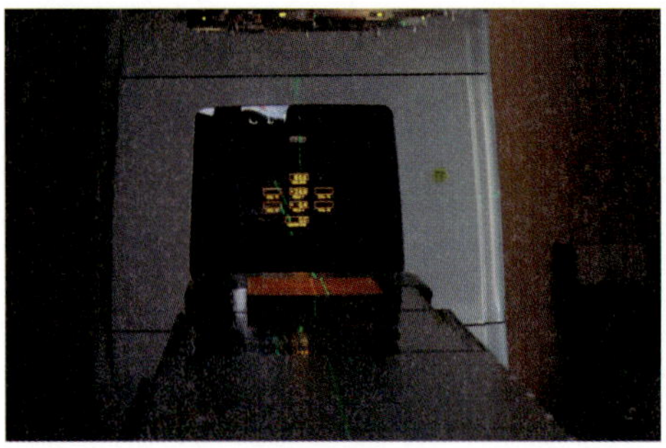

[A] 배치

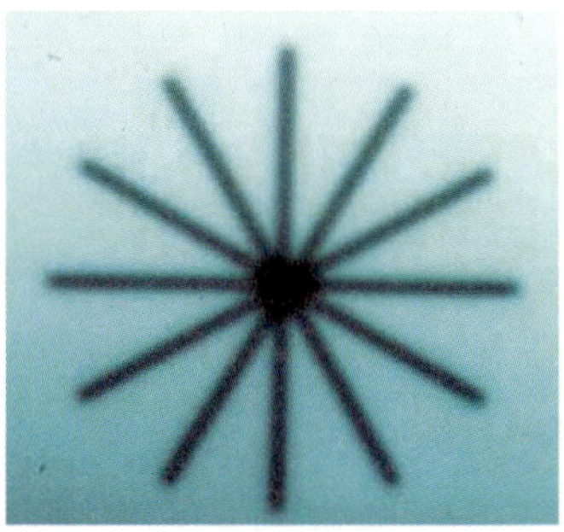

[B] 필름영상

3) 치료용 테이블의 회전각도 정확성

⇒ Gantry와 수평의 방향으로 필름을 테이블에 눕혀놓고 Couch(치료실테이블)를 일정한 간격의 각도를 변경해 가면서 조사

⇒ 필름 영상의 특징: 일정한 농도를 가진 선들이 흑화가 됨
(Collimator와 똑같은 영상)

⇒ Couch Star Shot Test 라고 함.

⇒ 오차가 ±1°이내일 것

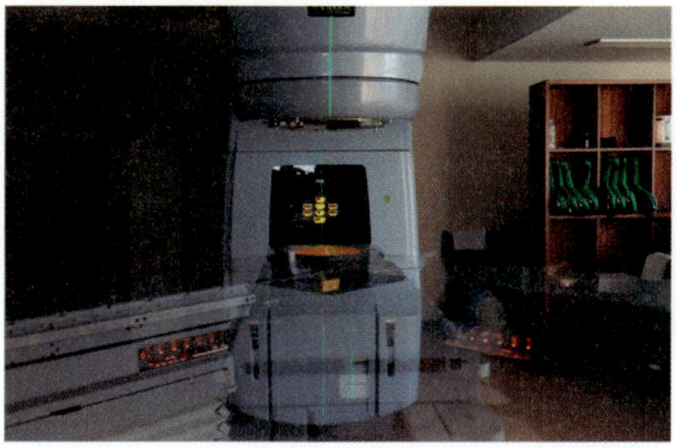

[A] 배치

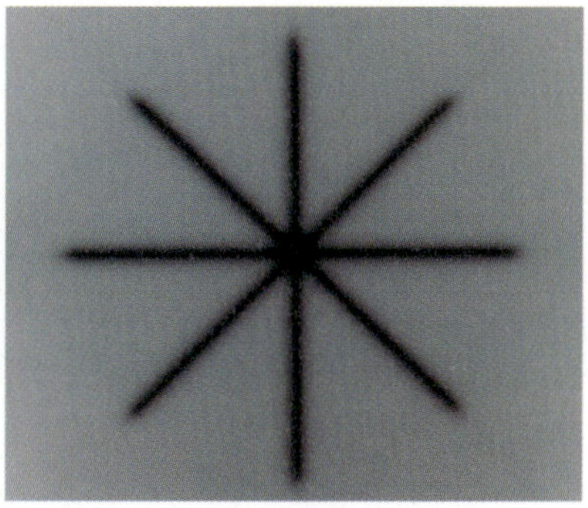

[B] 필름영상

4) 광거리 지시기(ODI, Optical Distance Indicator)

⇒ Front pointer를 장착하고 광학거리계가 지시하는 거리와 일치하는지 확인

⇒ 두 지시기의 차이가 2 mm 미만 이어야 함

⇒ ODI가 100 cm 인 지점에 좌우 레이저가 일치하는지 알아보면 그 자체가 레이저 일치성 검사가 됨(레이저 일치성 : 2mm)

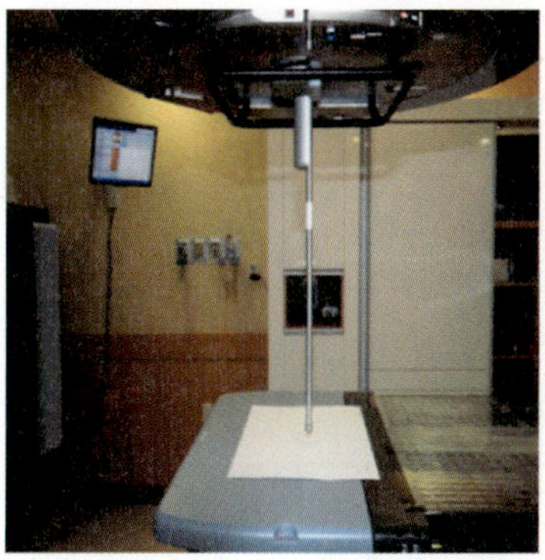

[A] Front pointer 를 이용한 SAD 확인

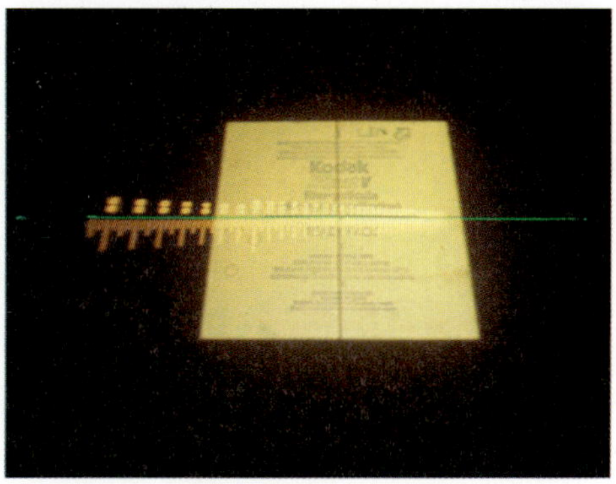

[B] ODI와 일치성 확인

5) 조사야 크기 지시기

⇒ 조사야를 일정한 크기(10×10, 20×20, 30×30 등)만큼 열어 SSD가 100인 지점에 필름을 위치시키고 조사한 후 실제 측정함

⇒ **오차 2mm 미만**

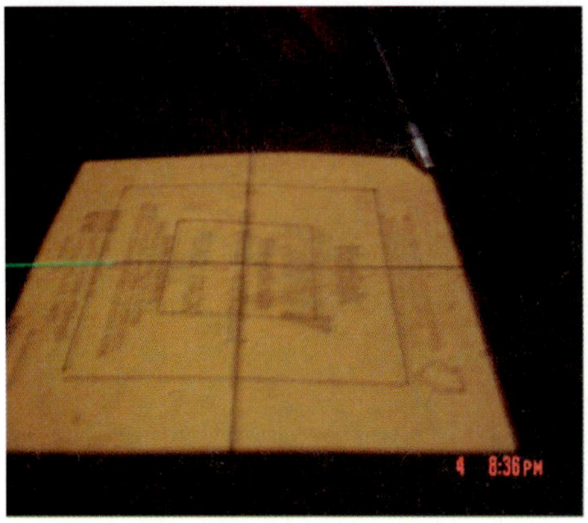

[A] 조사야 확인을 위한 광조사야 표시

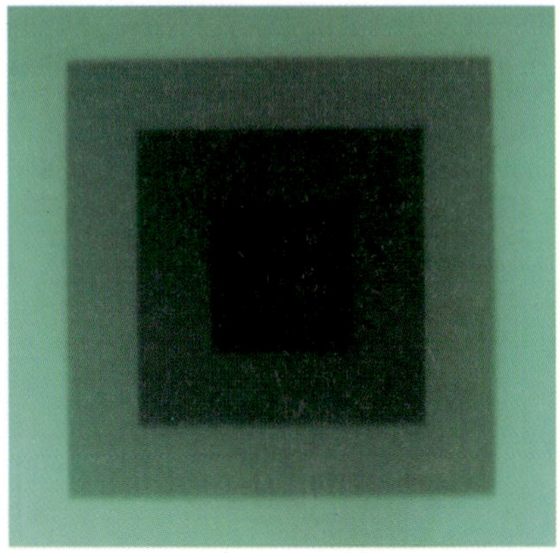

[B] 조사야 확인 필름

6) 엑스선 조사야와 광조사야의 일치성

⇒ 조사야를 일정한 크기만큼 열고 SSD가 100인 지점에 필름을 위치시킨 후 감약물질(면도칼 혹은 납판 등)을 경계면에 위치하여 조사를 실시 → 필름을 그대로 두고 조사야를 약간 넓게 하여 다시 조사함

즉, 총 2회 조사 후 실제 관찰함

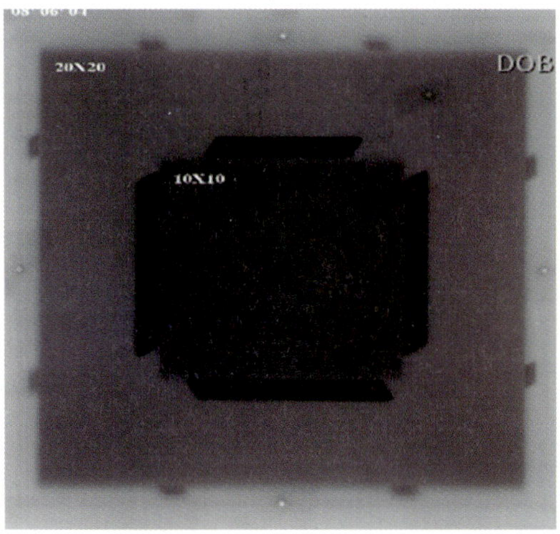

7) Jaw의 대칭성 검사

⇒ Gantry와 필름을 평행하게 배치함

⇒ 조사야를 4가지 방면으로 나누어 각각 다른 조사야의 크기로 조사함

⇒ 검사결과의 오차가 3 mm 미만이 되어야 함

→ Half Beam을 사용할 경우 정확한 조사야를 구분할 수 있는지 확인가능

8) 근접선원의 위치 정확성 검사 영상

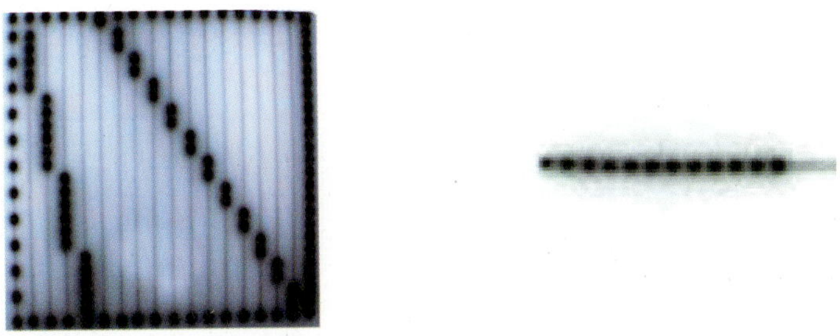

9) 광조사야와 Cross Hair 정렬 확인, 레이져 정렬확인

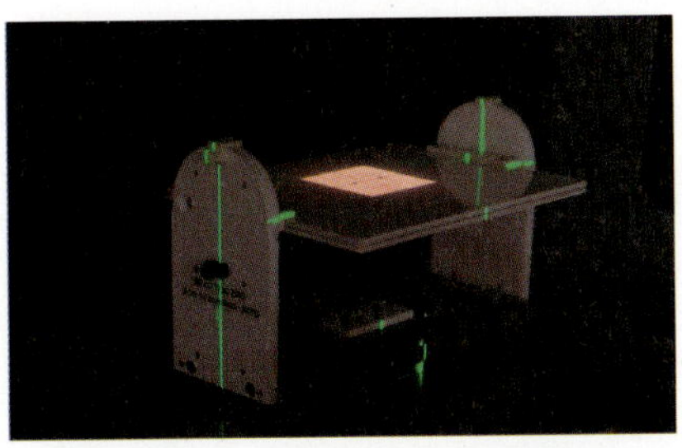

[A] 광조사야와 cross-hair 정렬 확인

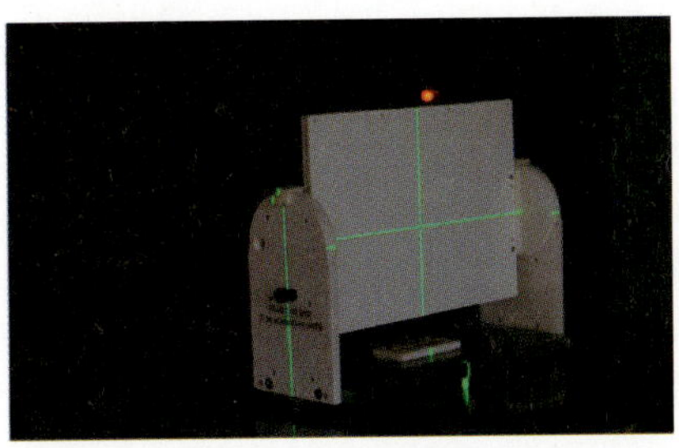

[B] 레이저 정렬 확인

10) 방사선의 선질을 측정하기 위한 장비

- Phantom 중에서는 Water Phantom을 가장 많이 사용함

전위계	작은 물팬톰	큰 물팬톰
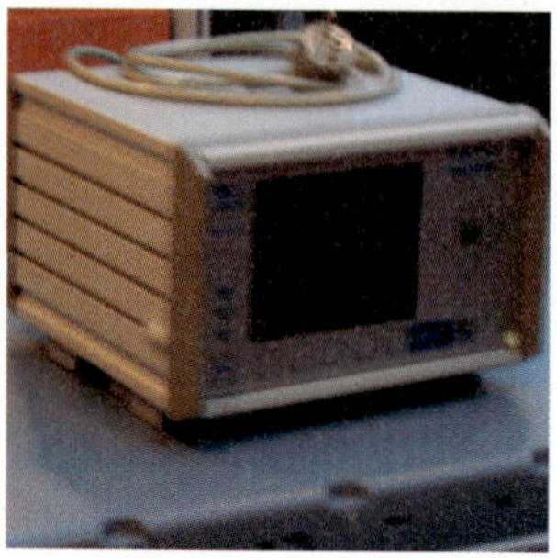	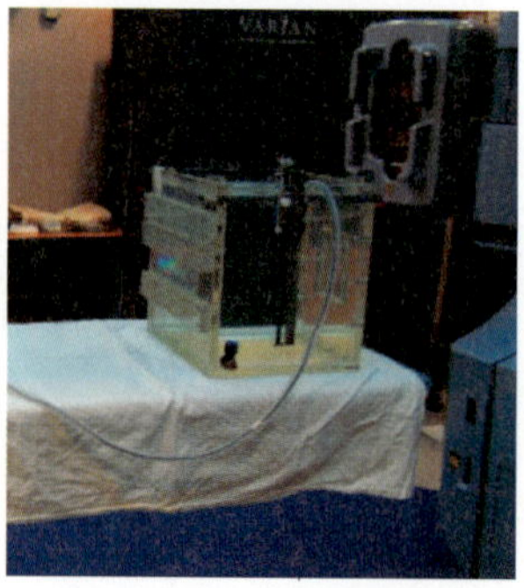	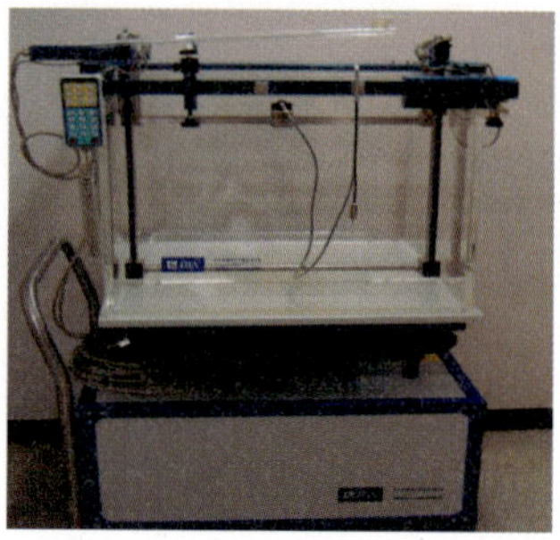

- **위의 장비를 이용하여 확인할 수 있는 정도관리**

☞ 엑스선의 출력일치성, 전자선의 출력일치성. 엑스선과 전자선의 평탄도, 대칭도, 심부선량백분율 등

→ 출력은 물속에 전리함을 넣고 전리되는 정도를 전위계를 통해 획득하여 확인할 수 있음

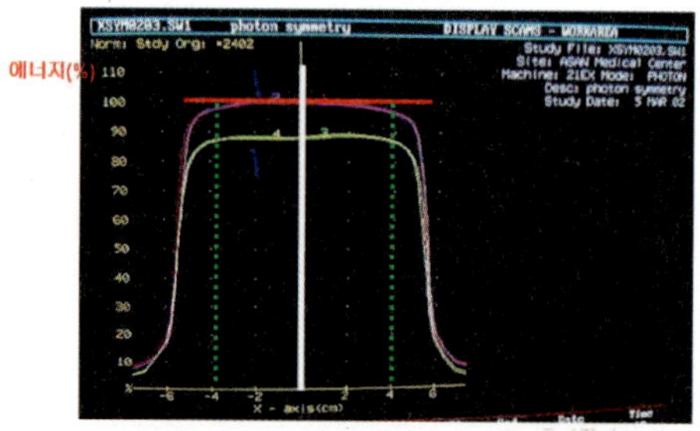

[A] 엑스선

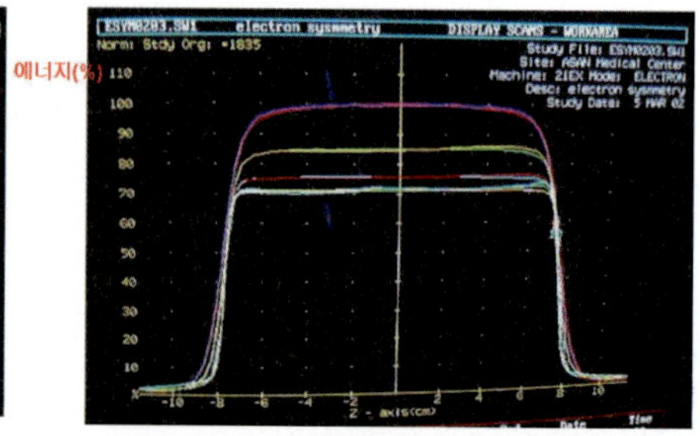

[B] 전자선

평탄도 및 대칭성 평가

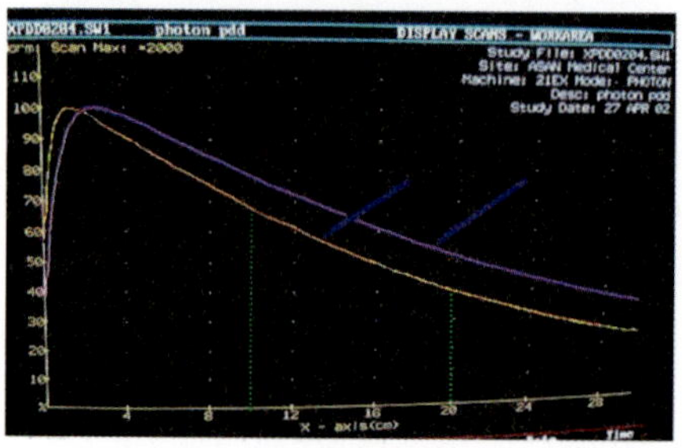

[A] 엑스선

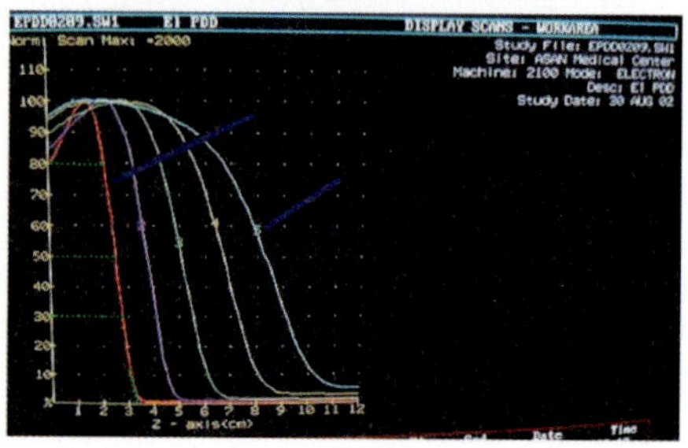

[B] 전자선

심부선량백분율 측정

memo

memo

저자 소개

강세식(부산가톨릭대학교)
김가중(극동대학교)
김정호(건양대학교)
민철희(연세대학교)
신정섭(선린대학교)
은성종(한려대학교)
이행기(수성대학교)
지연상(광주보건대학교)
강정훈(마산대학교)
김대홍(을지대학교)
김종언(가야대학교)
박철수(한림성심대학교)
신지윤(충북보건과학대학교)
이송재(서해대학교)
장은성(한국국제대학교)
한상현(서남대학교)
고인호(제주한라대학교)
김영산(목포과학대학교)
김회남(강원대학교)
박철우(동의과학대학교)
여진동(서라벌대학교)
이원정(대전보건대학교)
조정근(전주대학교)
한재복(동신대학교)
권경태(동남보건대학교)
김영재(대구보건대학교)
나수경(김천대학교)
서정민(대원대학교)
여화연(남부대학교)
이정옥(원광보건대학교)
조희근(광양보건대학교)
홍철표(대구가톨릭대학교)

방사선치료학 핵심정리

2014년 8월 20일 초판 발행
2015년 8월 20일 개정판 발행
2017년 8월 20일 개정2판 발행

지은이 : 방사선치료학교재편찬위원회
펴낸이 : 이상태
펴낸곳 : 청구문화사
주　소 : (03706) 서울특별시 서대문구 성산로11길 15
전　화 : 02) 332-0541(代)　FAX : 02) 337-9577
등　록 : 1990년 11월 2일 제9-247호

정가 15,000원

ISBN 978-89-5616-752-7　93510